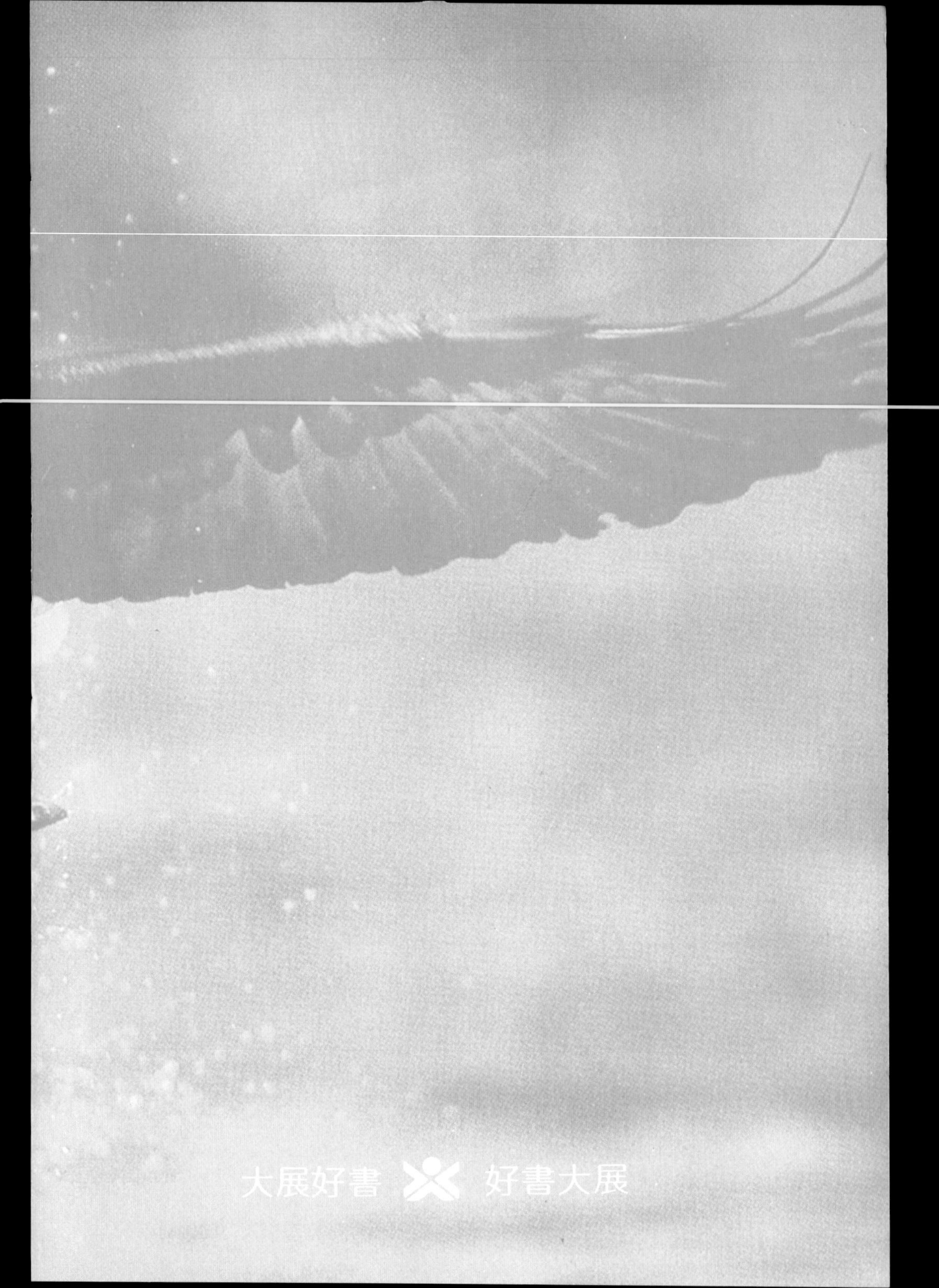
大展好書 好書大展

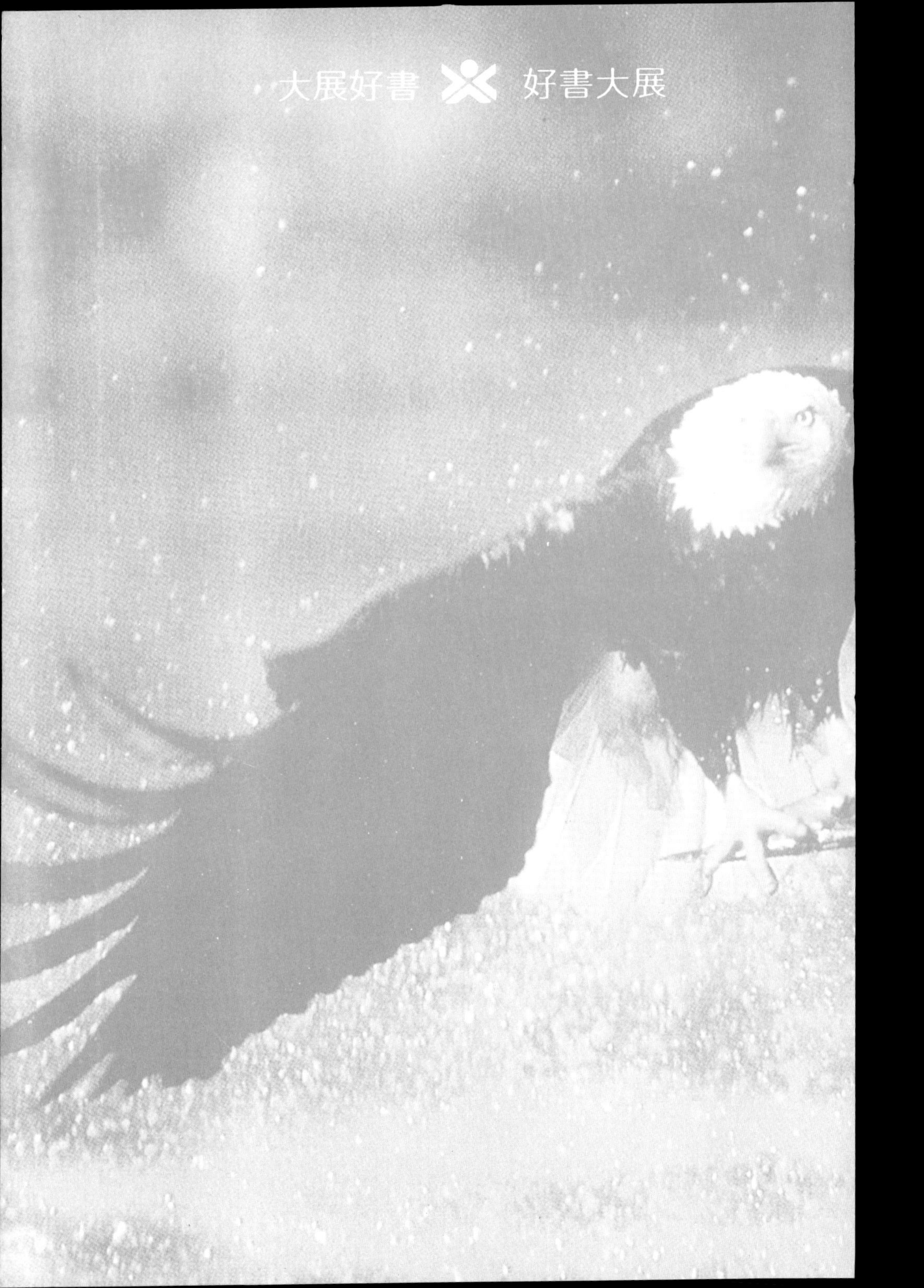
大展好書 好書大展

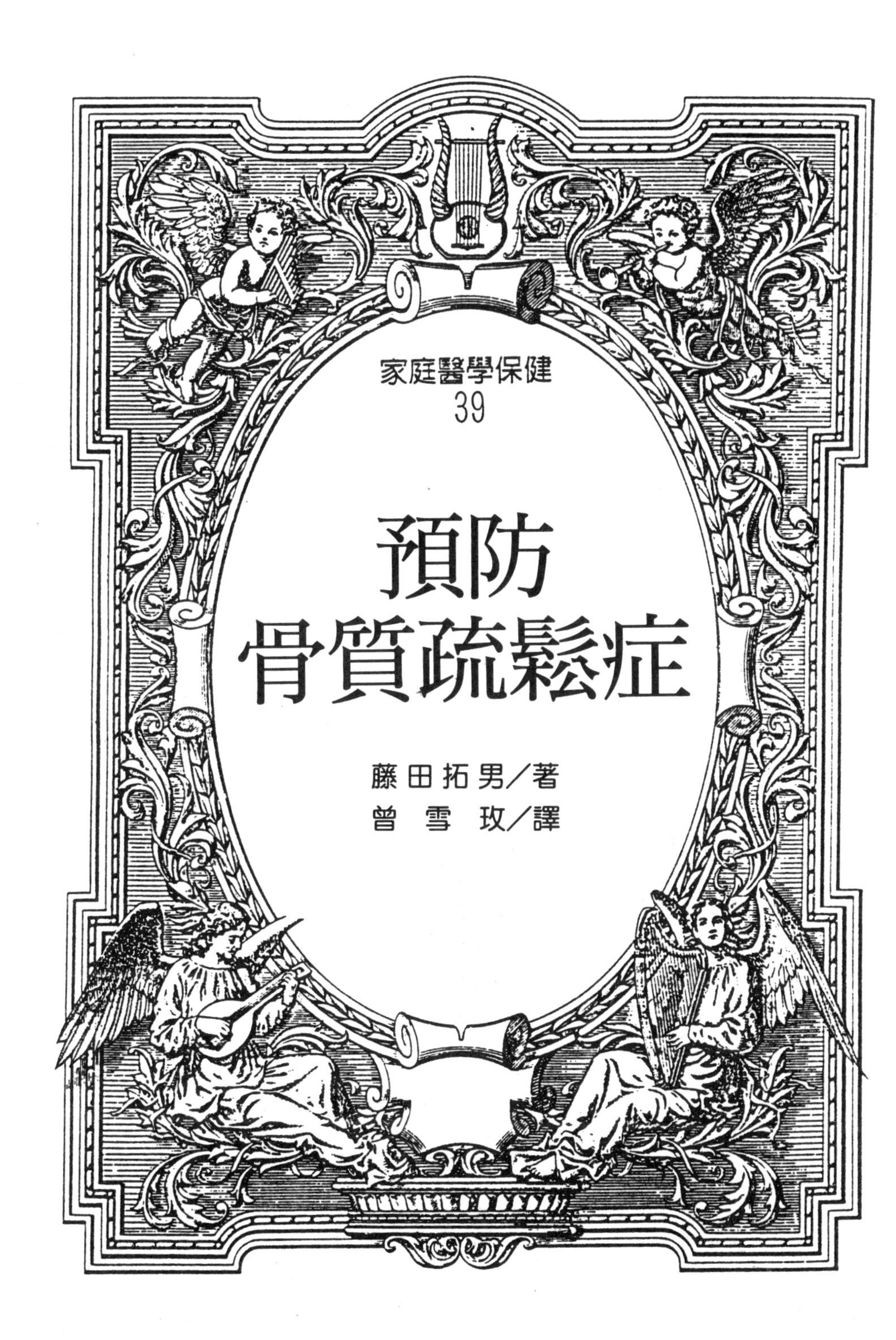

家庭醫學保健
39

預防骨質疏鬆症

藤田拓男／著
曾雪玫／譯

＊＊＊＊＊＊＊＊＊＊＊＊＊＊＊＊＊＊＊＊＊＊＊＊＊＊＊＊＊＊＊

前　言

也許會有很多人認為「骨質疏鬆症」是老年人的疾病，實際上並非如此。骨質疏鬆症大都是在五十歲以後才開始出現症狀，從出現白髮和老花眼時，骨就已經開始老化了。

如果希望在步入六十、七十歲時，還能朝氣蓬勃地過日子，就必須要及早預防骨質疏鬆症。

歐美很早就注意到這問題，而成立了骨質疏鬆症財團。日本則有鑒於高齡人口的增加，罹患骨質疏鬆症的人也會增多，因此在一九九一年九月設立了骨質疏鬆症財團。

在這同時，也希望一般人和醫療從業人員都能夠了解骨質疏鬆症，透過預防和治療就能夠減少纏綿病榻的狀態，也能夠成為健康的老年人作戰的一環。

一九九〇年發行『骨質疏鬆症』一書，相信很多人都閱讀過。

＊＊＊＊＊＊＊＊＊＊＊＊＊＊＊＊＊＊＊＊＊＊＊＊＊＊＊＊＊＊＊

＊＊＊＊＊＊＊＊＊＊＊＊＊＊＊＊＊＊＊＊＊＊＊＊＊＊＊＊＊＊＊

由於後來『骨質疏鬆症』的一些檢查和診斷方法有所改變，而增加新的情報做為改訂版。

藤田拓男

＊＊＊＊＊＊＊＊＊＊＊＊＊＊＊＊＊＊＊＊＊＊＊＊＊＊＊＊＊＊＊

目　錄

第三章　容易罹患骨質疏鬆症的人

第四章　骨質疏鬆症的骨骼變化

第五章　骨質疏鬆症的檢查與診斷

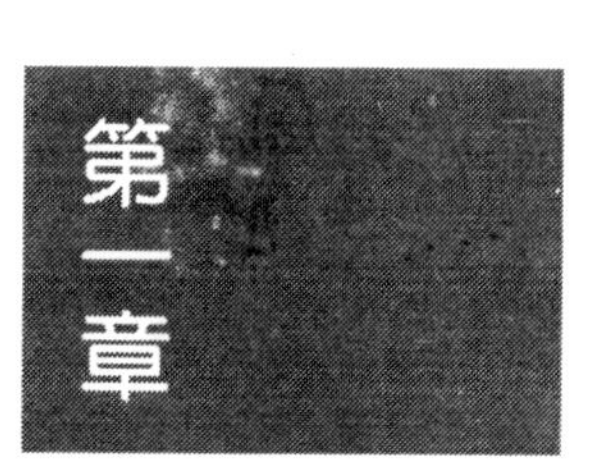

第一章 骨質疏鬆症是何種疾病？

獅身人面像的時代就已經有骨質疏鬆症

⊙與人類的歷史一起存在的骨質疏鬆症

埃及的獅身人面像出現了著名的「解謎」傳聞。從前的獅身人面會問旅人：「早上用四隻腳，白天用二隻腳，晚上用三隻腳走路的是什麼？」無法回答的會立刻被吃掉。

答案當然是人類。嬰兒時代用手腳爬行，所以「早上四隻腳」。成為很有元氣的成人時，為「白天二隻腳」。隨著年齡的增長，彎腰駝背柱著拐杖，因此「傍晚三隻腳」。從六千年前的獅身人面像時代開始，就有很多年齡增長以後，腰痛，彎腰，必須柱著拐杖走動的老年人。從這時代開始，就已經存在著骨質疏鬆症。以醫學觀點來看獅身人面像所出的謎題，的確有另一番意義。

在中世紀傳說中登場的巫婆，大都是彎著腰的。相當於現代的閃腰，即劇烈腰痛。德文的意思是「巫婆所射的箭」，可能是彎腰駝背的巫婆嫉妒有元氣的人類吧！

此外，出現在日本童話中的老婆婆，大都彎腰駝背，像「桃太郎」中的老婆婆便是，而老爺爺就不會予人彎腰駝背的印象。也許各位會覺得不公平，但是實際上彎腰駝背卻是以女性佔壓倒性多數。

這種骨的老化現象就是骨質疏鬆症。老年人彎腰、腰痛，被視為是理所當然的事情。這就好像頭髮變白，掉落變為禿頭一樣，是無可奈何的現象。白髮或頭髮稀疏。的確不是可喜的現象，但是在日常生活中不會造成不便，甚至有的人認為這是財富的象徵。但是腰痛和彎腰的現象在日常生活中會造成不便，因此骨質疏鬆症被納入疾病的行列中，成為治療的對象。

換言之，骨質疏鬆症與人類的歷史一起存在，而且是女性更容易罹患的疾病。在此，試探討在這個日新月異的醫學中，到底骨質疏鬆症能治療至何種地步。

⊙骨質疏鬆症意味著骨有縫隙

最近，一般人對於「骨質疏鬆症」這個饒舌的疾病，已經能夠朗朗上口了。不過，與高血壓和糖尿病相比，還是知名度較低的成人病。

由圖片可知，骨質疏鬆症是在骨骼形成大縫隙，也許稱為骨多孔症會更為恰當。

椎骨的剖面圖

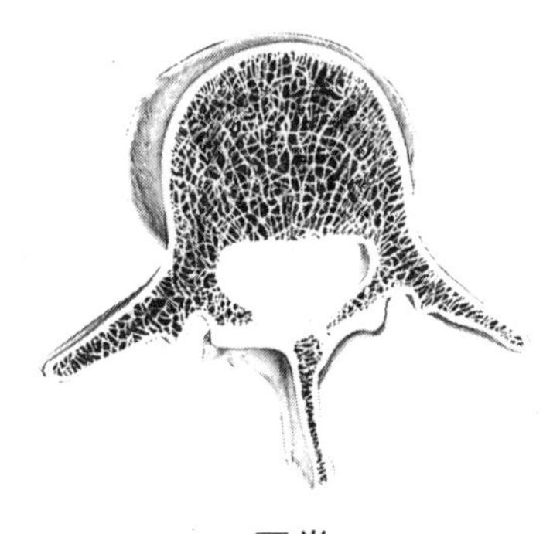
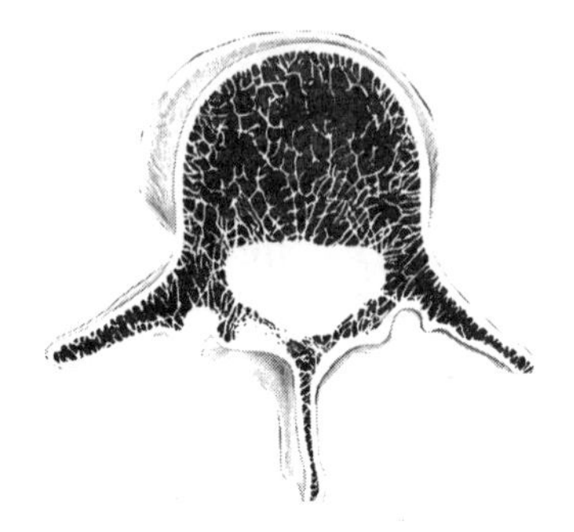

正常　　　　骨質疏鬆症

椎骨的剖面圖（放大）

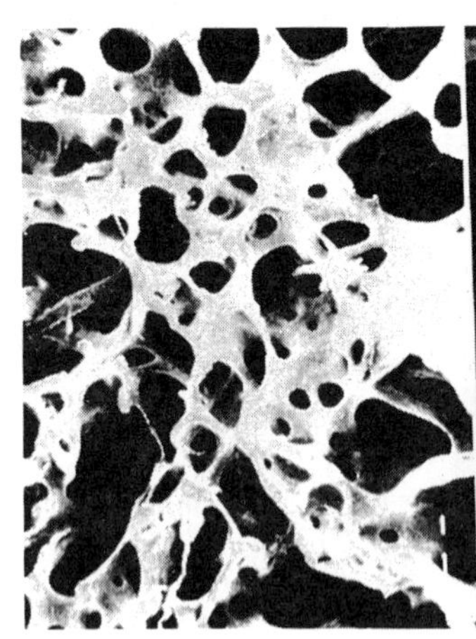
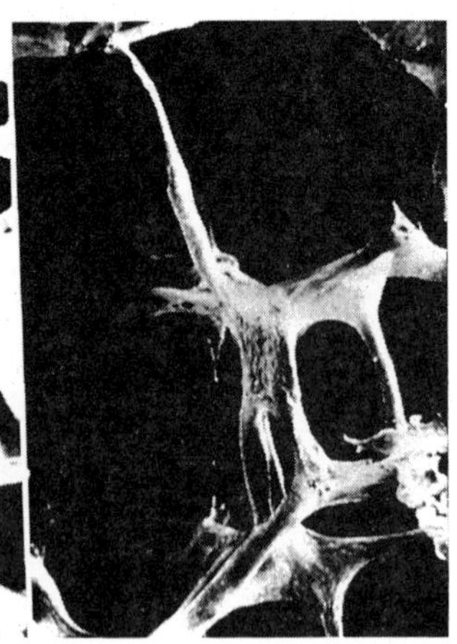

正常　　　　骨質疏鬆症

正常骨的椎體

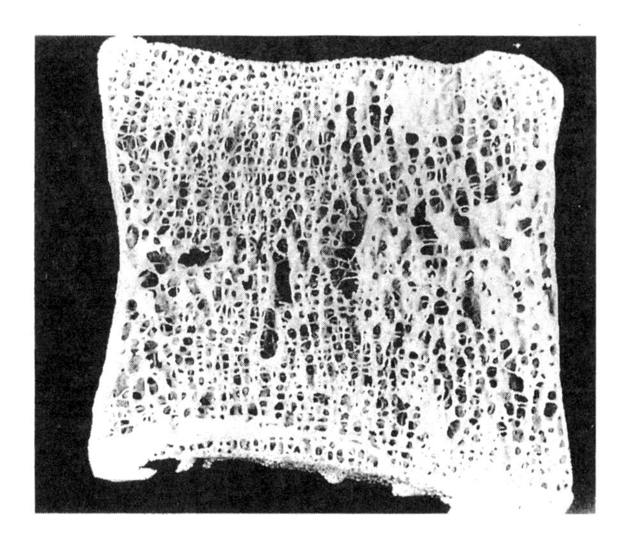

骨質疏鬆症的椎體

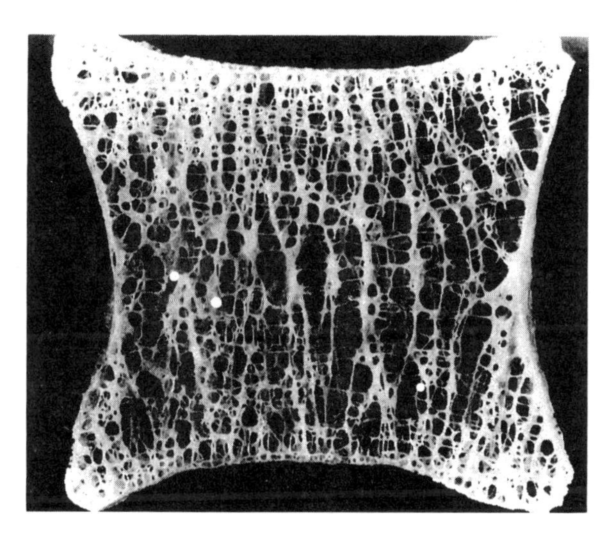

最近，我認為「鬆」字應該更換為「松」字，因為「鬆」這字上下分開，表示在髮之間有縫隙。松樹的「松」也具有相同的意義。實際上，每一根松葉都是分開而有空隙的，就好像罹患了骨質疏鬆症的骨頭一樣。

我認為即使不使用「鬆」字，而使用「松」字，就可以充分代表「骨質疏鬆症」了。

◎骨量減少，無法支撐身體的疾病

骨質疏鬆症，即「雖然具有普通骨的成分，但是骨量減少而引起的疾病」。

骨的第一作用就是支撐身體，保護身體的重要器官，免於外界力量的破壞。如果沒有顱骨保護腦，沒有肋骨保護心臟或肺的話，那麼我們碰到任何東西或是只坐在擁擠的車上，腦、肺、心臟就會被壓扁而死去。

人類不是漂浮在海中的水母，如果沒有手骨和足骨，就不能走路或搬運東西。人類之所以為人類，就是因為有顱骨的支撐，例如：容納大腦的頭，以及靠雙腳站立，背骨發生極大的作用。骨骼是身體建築的基本材料，所以最需要強韌的骨骼。通常年輕時，骨骼都比較強韌。

隨著年齡的增長，骨逐漸變薄變輕。這是因為支撐身體的肌肉，以及把血液送達全身的心臟，以及把老廢物推出體外的腎臟，功能逐年減弱。骨必須要慢慢地變輕，才能減輕臟器的負擔，所以隨著年紀的增長，骨會變輕可能是必要的改變。這是會發生在每個人身上之正常範圍內的骨的減少，稱為「生理的骨減少」，不是骨質疏鬆症。但是如果骨過度脆弱，就會形成一種疾病。一般而言，因為現代人缺乏運動，比古代人骨的減少更加快速。

我們研究在古墳中的骨骼，就能夠推測這個人的年齡，隨著加齡骨會變薄變弱，就是以這一點為基準來判斷。除此之外，也可以由骨骼推知其性別，以及看骨用力的程度，就可以知道這個人生前從事何種工作。

先前敘述過，骨質疏鬆症是具有普通骨的成分，但是骨量減少的疾病。減少的程度超過「生理的減少」，無法支撐自己的體重，就會形成骨質疏鬆症的狀態。

例如：像磚塊一樣堆積，背部或腰部的骨骼被擠壓、變形，因此背部和腰部彎曲。在跌倒時用手支撐，結果手腕骨骨折。依跌倒方式的不同，甚至體內最粗，很不容易骨折的股骨都會骨折。

這麼一來，要花很多的時間治療，也許要住院半年，在這段期間內老年人可能會出現失智的症狀，甚至會有纏綿病榻之虞。不要把骨質疏鬆症視為老化現象而放任不管，要當成是一種疾病來努力預防與治療，就是考慮到這些可能合併發生的事態。

◎疾病中最多的一種，尤其女性更需要注意

在社會上有很多疾病，而最常見的是哪一種呢？如果說是骨質疏鬆症，也許會有很多人驚訝不已，但是這卻是事實。

現代人不論老少會有腰痛的毛病，而老年人腰痛的原因，主要是骨質疏鬆症所引起的。骨質疏鬆症患者以女性最多，到了一定的年紀時，很難不罹患這疾病。為甚麼女性較多，男性較少呢？原因如下：

①鈣攝取量比男性少。

②女性荷爾蒙會在更年期時急遽減少。

③因為懷孕、生產而消耗掉鈣。

④與男性相比，天生骨較細。

⑤肌肉較弱，運動量不足。

稍後在詳細說明。

女性的地位逐漸在提升，活躍於政治與經濟領域中。在醫學領域內，女性也領先於男性。嬰幼兒的死亡率，女嬰比男嬰更低，平均壽命也以女性較長。

女性也背負著懷孕和生產的重要任務，這是男性所無法辦到的。

但是有一些疾病女性比男性更多，例如：慢性關節風濕等膠原病、唾液腺甲狀腺腫，以及骨質疏鬆症。

女性要能維持健康的體魄，才能活躍於家庭與社會中，並完成責任。尤其是步入中年以後，能夠快樂地享受以往辛苦種下的果實，正在收穫的時節，能夠貢獻自己的力量時，卻罹患了骨質疏鬆症。

人類的壽命延長了，由石器時代的二十五歲，織田信長時代的五十歲平均壽命，延長為女性超過八十歲，因此以往只有少數人才會罹患的疾病——骨質疏鬆症，現在卻成為大家都會經驗到的疾病。

不只是在國內有增加的趨勢，在歐美也開始討論要如何預防了。

罹患骨質疏鬆症並非宿命，早點察覺其徵兆，努力預防，就能充分克服。

因此在較早的時期開始，就要先了解骨質疏鬆症。

⊙定期測量骨量，加以預防

為了預防成人病，你會定期的檢查血壓、膽固醇值與血醣值吧！為了預防骨質疏鬆症，也要定期地測量骨量。

X光是用來調查骨的狀態，X光片無從得知骨量和骨的成分，只能知道何處骨折而已。骨量減半時，由X光片也可以知道骨量減少，但這時已經是重症的骨質疏鬆症了。要知道骨量要進行特殊的檢查，隨著國人日愈關心骨質疏鬆症，在各地都有能夠測量骨量的醫院。測量二～三次，確認骨量減少率，預測到將來的危險，可以早點謀求對策。

預測骨質疏鬆症，也可以未雨綢繆。

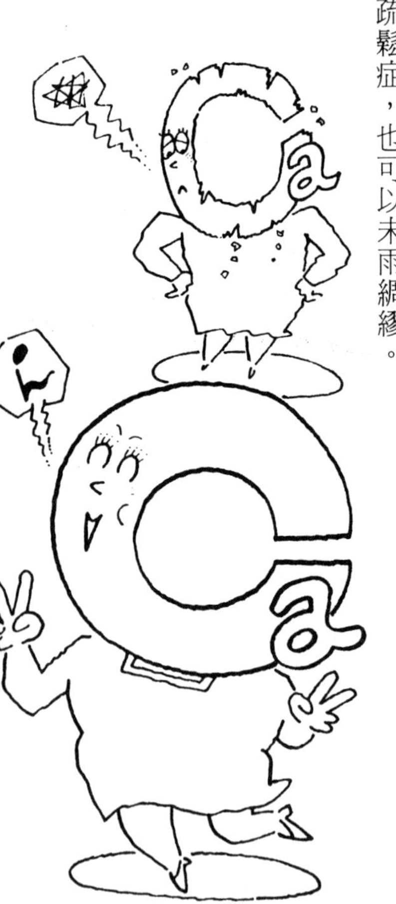

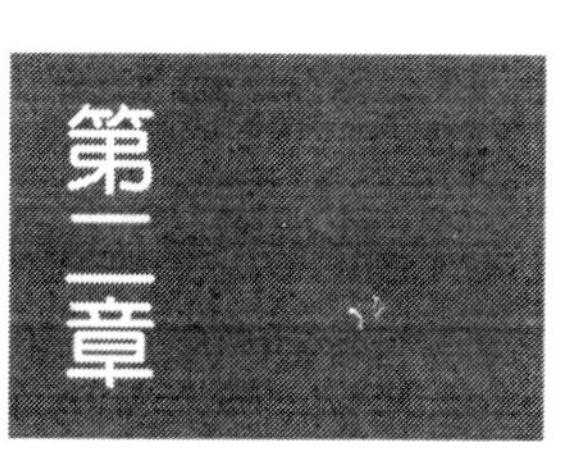

骨質疏鬆症容易出現的症狀

身體骨骼的位置

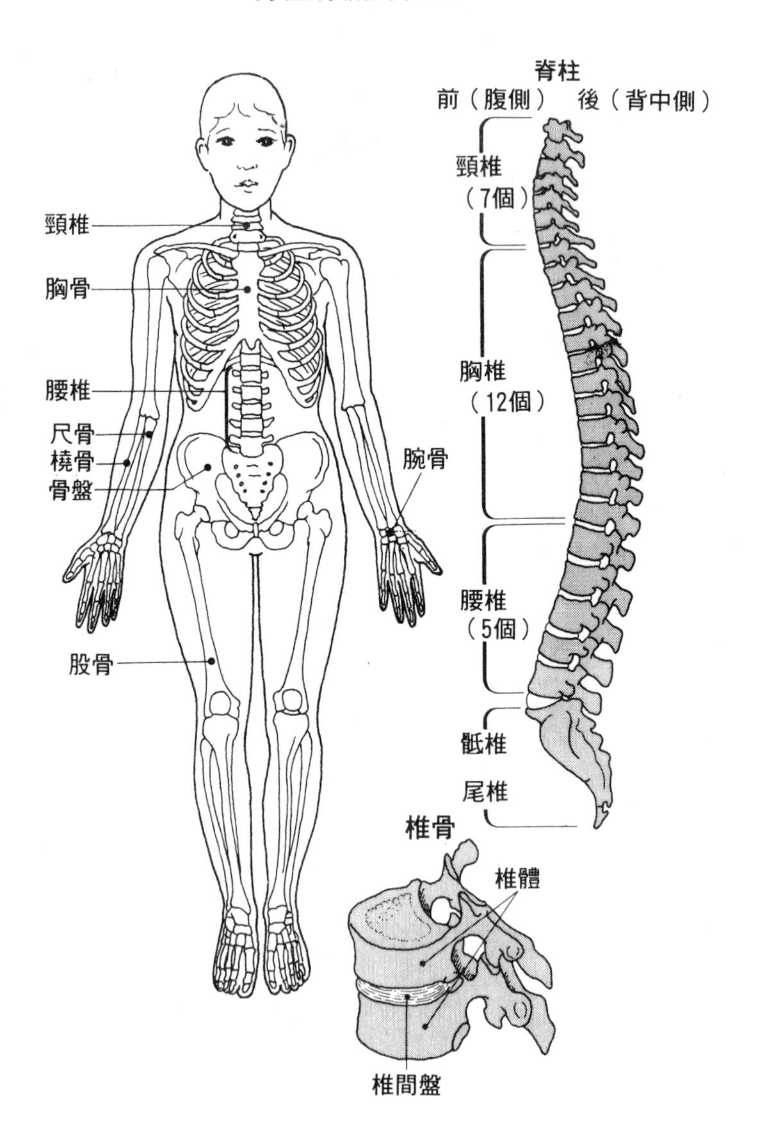

一點壓力就容易骨折

⊙女性較多出現的手腕骨折就是骨質疏鬆症的開始

A子是五十八歲的主婦，在年終大掃除清掃一大堆垃圾時，拿著大袋子走到玄關，想要去丟垃圾，因為看不清楚前面的路而絆到腳邊的盆栽，跌了一跤。

趕緊以手撐地，結果手腕骨折，右手腕的部份隆起。僥倖的是到醫院的整形外科進行適當的處理，一個月就復原了。A子苦笑著說：「真是難過的新年。」

全國每年有數萬人像她這樣因為跌倒而用手撐地，導致手腕骨折。由於跌倒的方式與骨折的部位相同，所以命名為「典型的手腕骨折」。

一般而言，談到骨質疏鬆症，大家就會聯想到彎腰駝背的老婆婆，認為這是老年人的疾病。

在跌倒時，出現「典型手腕骨折」的五十八歲A子，大概也沒想到自己得了骨質疏鬆症吧！

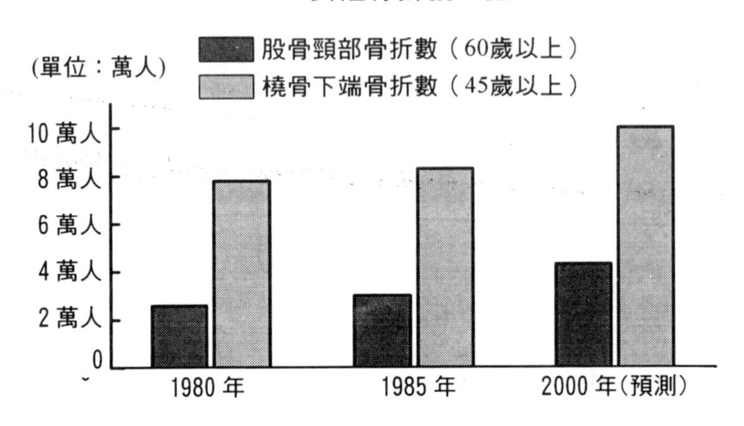

的確，如果A子沒有跌倒就不會骨折。但是在冬天冰凍的道路或車站的樓梯和月台，滑跤跌倒的人，有男性、女性、年輕的、老年人及兒童，但是這種「典型的手腕骨折」則是以五十歲以上的女性佔壓倒性的多數。

年輕女性跌倒，幾乎不出現手腕骨折的情形。同樣是五十～七十歲的男性，也不會出現這樣的情形。我們常會聽說「婆婆骨折，手不能動，我必須去幫忙」，或是「媽媽跌倒了，引起手腕骨折，只能夠在外面用餐囉！」即中高年齡的女性佔壓倒性多數。

骨質疏鬆症這種疾病以女性較多，所以有人說最好是到婦科就診。這中高

手腕的骨折（叉子形變形）

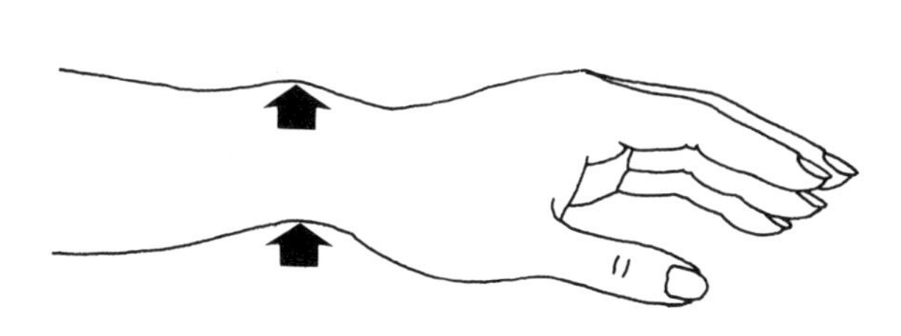

年齡層的女性佔壓倒性多數的「典型手腕骨折」，當然是骨脆弱而引起的現象。這是骨質疏鬆症最初的徵兆，也表示必須預防骨質疏鬆症的年齡到來了。

骨是在膠原纖維上塗抹磷酸鈣，就好像在鋼筋上塗抹水泥一樣的物質，具有優良的內部構造和極佳的效率。A子的手腕只不過是因為一點壓力，以手撐地，並沒有加諸強大的力量就骨折了。

當然，也許是跌倒的方向正好在容易骨折的脆弱部份加諸力量而引起的。但是如果是年輕強健的骨骼，就能夠預防這些事故的發生。

A子的骨骼在不知不覺中，骨不斷地的減少，變得脆弱。

⊙手腕、大腿根部、背骨的骨折特別多

人體有兩百個以上的骨骼。對於骨質疏鬆症而言，

特別容易骨折的部份有以下三處，即手腕、大腿根部（股骨頸部）、背骨。同樣是骨質疏鬆症所引起的骨折，這三處的骨折出現的方式和年齡有很大的差距，一定要牢記其特徵。

手腕的骨折大都發生在五十至六十餘歲之間，是屬於年輕的女性較容易出現的，因此可視為是骨質疏鬆症的初期症狀（前兆）。將骨拉回原位，暫時固定治療，就不會殘留疼痛感，不會反覆骨折好幾次。

其次就是股骨頸部的骨折，七十五歲以上的老年人較容易發生，而且大部分是女性。特徵即看來沒有加諸強大的力量，但是卻骨折了。到了這年齡當然不可能劇烈地活動身體，稍微扭轉身體或下車時，只是稍微勉強身體的程度，就導致粗大的股骨骨折。這不是因為跌倒以後才骨折，而是股骨骨折，無法支撐身體才會跌倒的。這是骨質疏鬆症的典型現象。

一旦股骨骨折，要趕緊到能夠動整形外科大手術的大型醫院去就診。最近，整形外科的技術發達，會立刻釘入金屬棒子予以固定。動大型手術快則三天，慢則一週要開始進行步行訓練。

如果手術成功，不會感到疼痛或變形，能夠像平常一樣走路。如果不動手術而

骨質疏鬆症容易骨折的部位

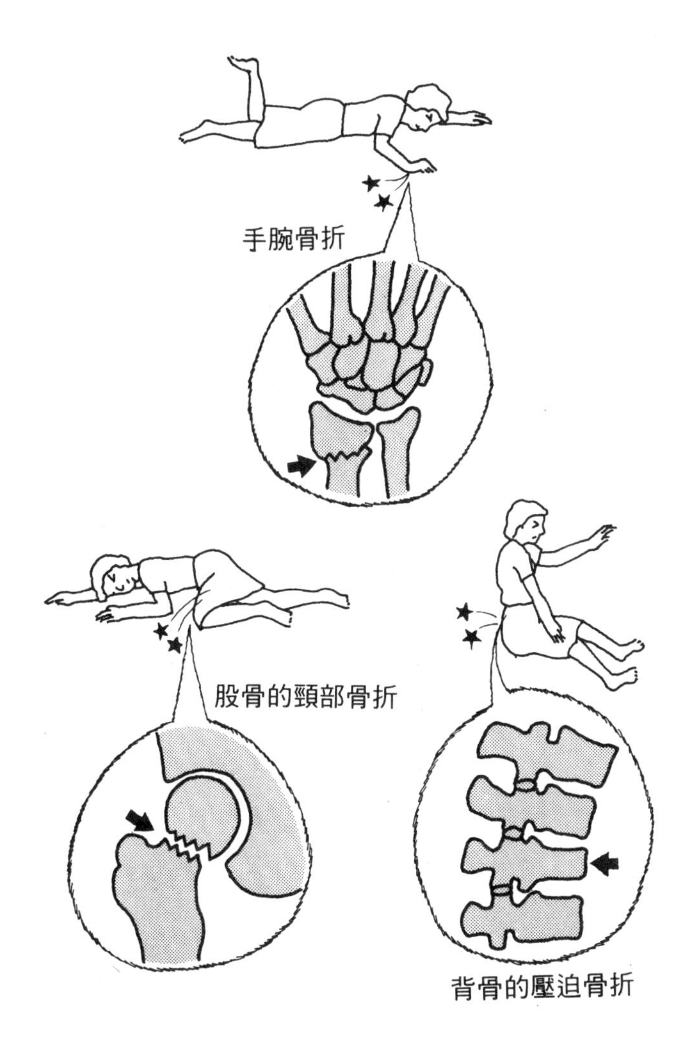

放任不管，折斷的骨癒合的方式不完全，會一直殘留疼痛感。同時關節無法發揮作用，腳無法充分活動，骨變得更為脆弱。老人纏綿病榻，以這類型的骨折最多。

當股骨頸部骨折時，大都是老年人的手術，因此需要花較長的時間。纏綿病榻的時間越長，肌肉力和骨的強度會減少，要復原需花較長的時間，更糟的是可能會引起肺炎、血栓症、失智等，有生命之虞，因此要趕緊進行適當的處置。

最後是背骨的骨折，與其說是突然折斷，還不如說是骨質疏鬆症突然導致骨量減少，失去支持身體重量的力量，因此背骨和腰骨擠壓變形而引起的狀態。即使不必跌倒，隨時也可能會發生。一旦發生時，就會持續有段期間如閃腰一般的劇痛。

背骨骨折即脊椎壓迫骨折，依骨折的方式和程度上的不同，轉變為腰或背部疼痛的症狀。

【背部或腰部疼痛】

⊙骨質疏鬆症持續進行時，會產生鈍痛感

疼痛的特色

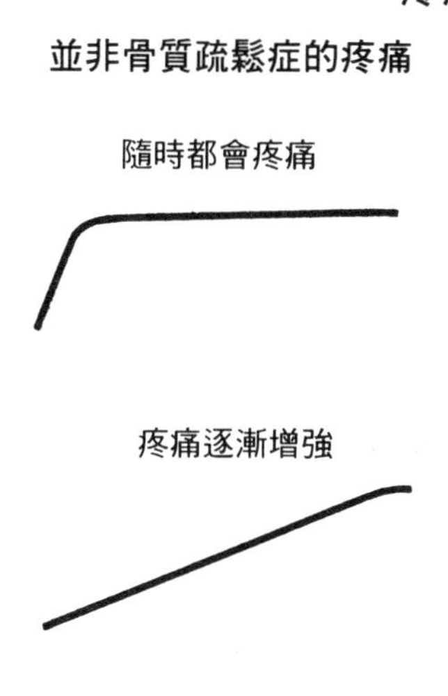

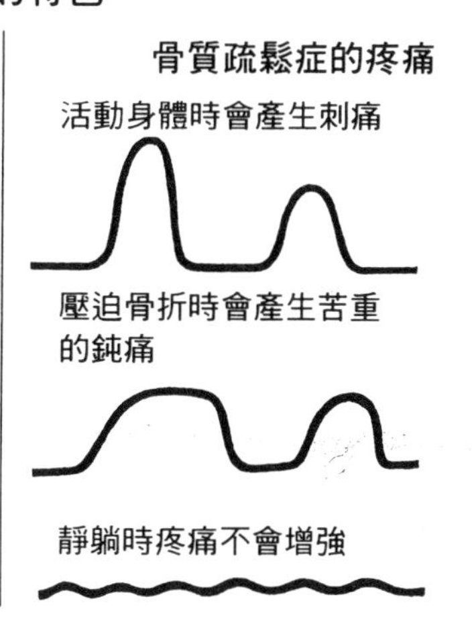

背骨（脊柱）是身體的大支柱，有如罐頭形狀一般的椎骨，從頸部到腰，頸部有七個，胸部有十二個，腰部有五個重疊在一起，好像長竹筒一樣，而在中間有好像硬橡膠一般的椎間盤。藉此能夠朝前後左右任何一個方向自由彎曲，形成能夠配合身體活動的支柱。

脊髓是與腦相連的神經的大根幹，由脊柱包住加以保護，伸出如細枝一般的神經，到達全身。

但是因為骨質疏鬆症而導致骨變薄變弱，背骨無法支撐身體，無法發揮運動軸的作用，所以就會出現腰痛、背痛的症狀。

原本骨質疏鬆症被稱為「沈默的疾病」，期間並無自覺症狀，所以感到疼痛時，表示症狀已經惡化了。就好像經過地震以後，才知道建築物的老舊一樣。

腰部與背部的疼痛並不像割傷或腫疱疼痛的刺痛感，而是持續性的鈍痛，經常會產生一種沈重的壓迫感。如果靜靜地躺下休息還不覺得，一旦站立、走路、拿重物時，就會覺得疼痛。長時間站立或持續坐的時候，就會覺得疼痛。

⊙急性時，會出現閃腰症狀

背骨無法支撐體重，而背骨最容易承受壓力的胸椎和腰椎附近的一個椎骨被壓壞，這就是壓迫骨折。次頁的圖有各種不同的擠壓方式。有的完全不會覺得疼痛，不過大都會出現閃腰症狀，即突然產生激痛。以向前彎腰的姿勢抬起重物，或日常生活中的小動作，都可能成為疼痛的誘因。

疼痛可以藉著靜躺或輕微的牽引，數日內就能減輕，短期內就能消除，在下一次出現同樣的骨折以前，完全沒有任何症狀。

這一點和不論睡覺或清醒時都會感到疼痛的癌，或是由於其他的疾病所引起的腰痛完全不同。此外，骨質疏鬆症所造成的壓迫骨折，脊椎受到壓迫變形得情況非常顯著。僥倖的是，對於重要的脊髓和脊髓神經根的影響較少。

骨質疏鬆症時
脊椎椎體的擠壓方式（從側面看的圖）

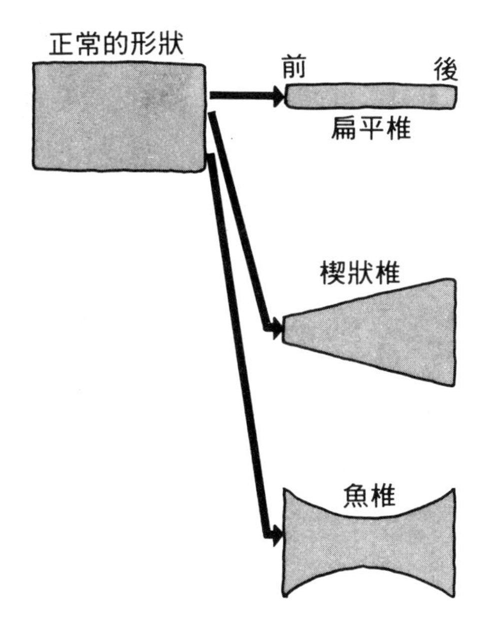

⊙除了骨質疏鬆症以外，也有很多引起腰痛的疾病

女性的腰痛大都是因為骨質疏鬆症所引起的，而男性如何呢？的確，以相同的年齡來比較時，男性的骨質疏鬆症僅為女性的數分之一。但是步入高齡以後，男性的骨質疏鬆症所引起的腰痛也很多，即男性的骨質疏鬆症發症的時間較晚。

神是公平的，男性也有變形性脊椎症這種會造成背部和腰部疼痛的疾病，這種疾病男性比女性罹患的機率高達數倍。

奇怪的是，罹患骨質疏鬆症的人不容易罹患變形性脊椎症，罹患變形性脊椎症的人也不容易罹患骨質疏鬆症。

變形性脊椎症是指脊椎的椎體與椎體之間的軟骨（椎間盤）變硬，與椎體互相擠壓。骨骼強韌的人椎間盤受到擠壓，骨與骨之間失去了緩衝。一旦加諸了力量，骨就好像刺一樣地突出。這如刺一般的突起物會直接壓迫神經，使得有脊髓（脊柱管內的神經）通過的管狹窄，而引起腰痛。因為骨質疏鬆症而骨脆弱的人，很容易受到擠壓。

變形性脊椎症以男性居多，是因為男性大都從事勞力工作，所以椎間盤比女性

更容易承受強大的壓力。從事勞動工作的農家主婦，有一些人就具有骨質疏鬆症和變形性脊椎症。

椎間盤突出症也是腰痛的原因，年輕人也會罹患。椎間盤變硬，因為運動或其他壓力而使得中心部朝後突出，壓迫到脊髓和神經，就會產生激烈的腰痛。

脊椎分離症和脊椎滑動症是指脊椎突起的一部份離開了本體，壓迫神經而造成的症狀。

骨軟化症與骨質疏鬆症不同，是骨失去礦物質，全身的骨都變得柔軟所造成的，因為不會形成骨的石灰化。這疾病會產生激痛，像在富山症所出現的疼痛病也可以視為是一種骨軟化症。

惡性疾病就是骨癌。多發性骨髓瘤是骨髓形質細胞不斷增加，填滿骨的縫隙所造成的疾病。不論在睡覺或清醒時，都會持續出現腰和背部的疼痛。

此外，胃癌、直腸癌、肺癌等各種臟器癌，也可能會擴散或轉移到背骨及其附近。這時腰和背部也會持續頑固地疼痛，而且會逐漸惡化。

骨質疏鬆症的疼痛的確非常麻煩，但是與這些惡性疾病的疼痛相比，只要常常休息。惡化程度並不快速，還是可以解救的。

腰和背部彎曲，身高縮短

背骨（脊柱）是由七個頸椎、十二個胸椎、五個腰椎相連的柱子。椎體具有如罐頭一般的形狀，一個高約二公分。例如：每一個椎體的骨量變少變弱，承受到身體的重量時，每一個會降低二公釐，縮短了百分之十。但是這時由X光檢查骨時，大都無法察覺到壓迫骨折。

大約是二十四個骨，每個縮短二公釐，整體而言就使身高縮短了四點八公分（尤其是座高）。我們會注意到體重的增減，卻很少有人注意到身高會縮短，因此會忽略骨質疏鬆症的症狀。身高的縮短率女性比男性更大。年老的母親身材變矮時，就要注意了。

此外，彎腰駝背也是骨質疏鬆症的顯著症狀。骨脆弱無法支撐身體時，因為壓迫骨折而使椎體遭受到壓擠，症狀可能會暫時穩定，但是不久以後又會遭到擠壓，這時就會漸漸形成彎腰駝背的現象。

由於椎體受到擠壓。每一椎體的前方都減少一公釐左右，所以整個背部就會形成往前彎曲的形狀，形成駝背。

以前，有很多從腰部開始彎曲，駝著背走路的老婆婆。當時因為用大灶煮飯，使用刷子刷洗衣服、挑水、從事農作，大都採取彎腰的姿態，而會出現這種現象。

現在生活環境改善了，駝背的人比彎腰的人更多。這可能與歐美女性的狀態類似吧！

總之，希望永遠美麗的女性一定要預防彎腰駝背或身高縮短的可悲現象。

除了骨質疏鬆症之外，還有骨量減少的疾病

如果骨量減少，大部分人是罹患了骨質疏鬆症。不過十人中有一人看似骨質疏鬆症，卻是別的疾病所造成的。

外行人認為腰痛或背彎曲，就是「骨質疏鬆症」，這是危險的說法。一定要接受專門醫生的診斷，因疾病的不同，使用的藥物和治療法也完全不同，所以最重要的是要正確地區別。與骨質疏鬆症類似的其他疾病如下：

骨質疏鬆症是製造骨的力量無法取得平衡，破壞力增強，骨量減少而引起的疾病。

⊙骨軟化症是骨骼不會石灰化，骨無法變硬的疾病

相對地，骨軟化症則是無法充分製造骨的疾病。

製造骨有二步驟。首先要成立網眼構成骨形的基本，再填塞有如橡膠或粘土的柔軟物。在這階段也只有骨的形態而已，這時骨還很軟，如果用刀子切會形成被切斷的狀態。這主要是由鈣和磷酸所構成的，羥磷灰石無機物質（骨鹽）好像水泥一樣，附著於其上而形成強健的骨骼。

骨軟化症即在第二步驟無法形成石灰化的狀態，骨一直都很柔軟的疾病，因為血液中缺乏主要的水泥材料，即鈣與磷酸。

兒童的疾病「佝僂病」和大人的骨軟化症一樣，無法充分成長，背骨或足骨彎曲，別名為「英國病」。因為英國本來就氣候不好，自從產業革命以後，工廠所冒出的黑煙導致曬太陽的機會減少，而發生這種疾病。

食物中含有維他命D的前驅物質，但是一定要照太陽的紫外線，這些物質才會

成為維他命D。英國的兒童缺乏維他命D，鈣和磷酸的腸吸收不佳，血液中的鈣和磷酸減少。骨中無法含有足夠的磷酸鈣，因此無法形成骨的石灰化，而造成佝僂病。

缺乏維他命D所引起的骨軟化症，只要補充維他命D就能夠治好，治療很簡單。在英國可以利用牛乳等強化維他命D，預防佝僂病。

除了缺乏維他命D以外，因為腸疾病而導致鈣或磷酸的吸收不良時，或因腎臟疾病磷酸大量排泄至尿中，而引起骨軟化症。

⊙副甲狀腺機能亢進症會使骨脆弱，容易出現腎結石

副甲狀腺內分泌腺是在甲狀腺隔壁有上下左右四個如米粒一般大的小物體，如果長大到如指尖一般大，就會製造出相當於正常量好幾百倍的大量副甲狀腺荷爾蒙。

副甲狀腺荷爾蒙具有破壞骨（吸收）的作用，而且速度非常快，因此來不及補給新骨。

副甲狀腺機能亢進症就是因為大量製造出副甲狀腺荷爾蒙，增強其功能而引起的疾病。與骨質疏鬆症一樣，會使骨的鈣減少，不僅會破壞骨，也會使骨脆弱。

這時，必須要動手術切除增大的副甲狀腺，否則無法治療。手術後，需要花半年至二年的時間，使骨重新復原。與骨質疏鬆症一樣，以高齡女性較多見，而且也容易引起骨折，症狀類似，所以容易引起骨質疏鬆症。

此外，副甲狀腺機能亢進症不只是骨脆弱，同時骨中會大量流出鈣和磷酸，通過腎臟排到尿中，因此容易形成腎結石。腎臟也有鈣積存，所以腎功能會減退。

⊙要發現骨質疏鬆症以外的疾病，必須進行血液和尿液檢查

到底是不是骨質疏鬆症呢？只從外觀來看，由其症狀和骨的狀態難以區別，所以必須接受血液和尿液檢查。

骨軟化症使血液中的磷酸量非常少。副甲狀腺機能亢進症時，血液中的鈣非常多。骨質疏鬆症時，則血液中的鈣和磷酸與健康的人相同。

總之，一定要正確接受診斷，適當地治療，就能使骨恢復原有狀態，最好是趕緊接受專門醫生的檢查。

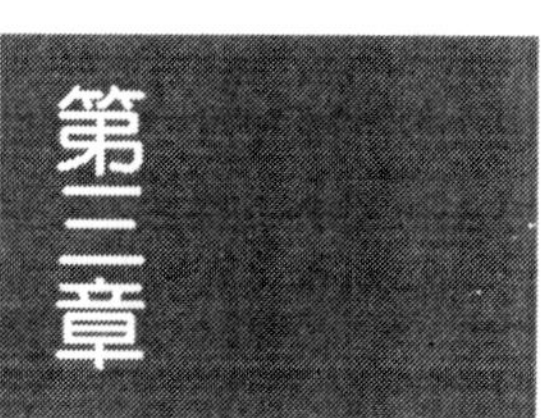

容易罹患骨質疏鬆症的人

有許多危險因子的人必須注意

⊙檢查危險因子

骨質疏鬆症是女性的疾病，五十歲以上的人特別容易罹患，但是有時候年輕的男性或女性也會罹患。骨質疏鬆症包括中年以後的女性容易罹患的原發性骨質疏鬆症，以及年輕人和兒童容易罹患的續發性骨質疏鬆症。

續發性骨質疏鬆症是服用副腎皮質類固醇劑；即使不是在太空飛行，可是長期間骨無加諸力量狀態。只要去除這些原因，就能夠使這些症狀痊癒。如果是原發性骨質疏鬆症，大部分原因不明。

何種人容易罹患骨質疏鬆症呢？稍微詳細地探討一下。

疾病本身有幾項誘因，稱為危險因子。骨質疏鬆症的危險因子具有以下十三項：①女性、②停經後、③高齡、④近親者有骨質疏鬆症患者、⑤消瘦、⑥運動量較少、肌肉發達不良、⑦鈣攝取較少（蛋白質、食鹽、磷酸攝取過多）、⑧很少曬太陽、⑨容易下痢或動過腸胃手術、吸收力不佳。⑩服用副腎皮質類固醇劑、⑪吸菸過量、⑫飲酒過量、⑬過度疲勞或壓力太大，越是有很多這些因子，越是容易罹患骨質疏鬆症。

⊙骨較細與更年期的影響，使女性容易罹患骨質疏鬆症

◆女性天生骨較細

男性與女性骨骼的粗細天生不同。這不是運動或肉體勞動的問題，而是遺傳基因的問題，不論哪一種年齡層的女性，其骨骼都比男性細。不過，由於天生的環境，例如：男性幾乎不運動，一直待在家中而使骨無法變粗；女性像職業高爾夫球選手岡本陵子經常運動，使用肌肉鍛鍊就會使骨強健。但是男女天生就有骨的差距。

隨著年齡的增長，骨逐漸變薄時，原本骨就很粗的男性，年齡到達某種程度時，還是在安全範圍內。可是天生骨較細的女性就會遇到問題了。細骨不斷減少，終於到達危險區域，無法支撐體重。骨較細也是女性容易罹患骨質疏鬆症的原因之一。

◆因為停經雌激素遽減，導致骨量急速減少

此外，更年期女性荷爾蒙的分泌變化也是原因之一。

男性荷爾蒙的分泌使男性像男性，但是男性荷爾蒙的分泌會隨著年齡的增長而逐漸減少，不過到了七十、八十歲時，還是會持續分泌。所以男性在七十多歲時，也可能會使女性懷孕。

女性平均在五十歲時停經，女性荷爾蒙雌激素的分泌量急速減少，後來就不排卵，無法懷孕。

雌激素的作用是為了能夠受孕、懷孕，而平安無事地生下孩子。不僅培養卵泡，同時幫助子宮的發育，使腹中的胎兒能夠平安無事地生長，同時確保胎兒能夠安全出生的產道。

支撐胎兒發育的骨盤與產道的確保，必須藉助強韌的骨骼，因此雌激素與骨的強化具有密切關係，具有保護骨的作用。骨芽細胞有接受雌激素的窗口（接收體）。但是由於停經，不需要生孩子，因此雌激素的分泌減少，失去對骨的保護作用。其影響很大，骨大量被吸收（破壞），尤其是沒有月經以後的數年間，破壞的速度很快，而製造骨的速度減慢，不及骨遭到破壞的速度。

沒有雌激素的保護以後，副甲狀腺荷爾蒙開始活躍。這荷爾蒙具有從骨骼中溶出鈣，使其進入血液中的作用，對骨而言是敵人。雌激素具有增加「降鈣素」分泌

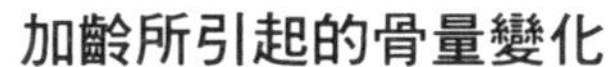

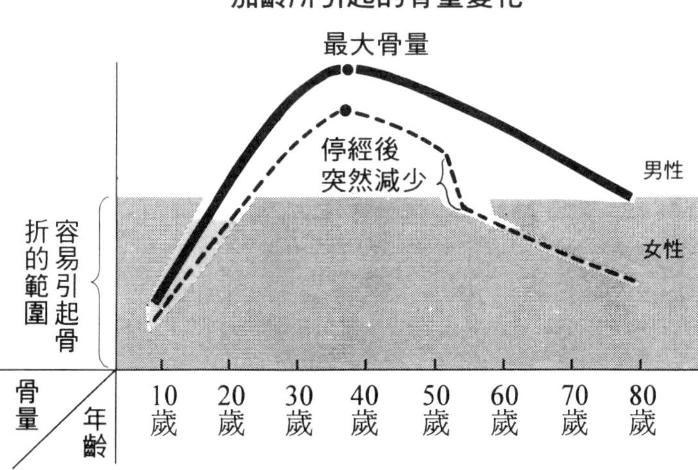

的作用，而降鈣素能夠抑制副甲狀腺荷爾蒙的作用，保護骨骼。但是停經以後，這種作用就消失了。

此外，雌激素還有另一種作用，即在腎臟協助進行活性型維他命D，有助於鈣質由腸吸收。一旦沒有雌激素時，腸對鈣質吸收不良。

女性的骨骼失去了強力的同志，停經後數年骨量急速減少。這時期容易引起骨質疏鬆症，就是因為雌激素銳減，而且骨量急速減少所造成的。

⊙男女的骨骼強韌時期為三十餘歲，隨著加齡會逐漸下降

隨著年齡的增長，體力衰退是生物共通

的現象。至於老化的原因，至今仍是個謎。關於骨的問題，目前了解的就是頭髮變白，皮膚產生皺紋，隨著年齡的增長，骨骼會逐漸變薄變弱。

骨骼會隨著成長而增長、增厚、增強。通常骨骼最強韌的年紀是在三十歲左右，這時的骨量為「最大骨量」。

但是就好像「月有圓缺」一樣，達到顛峰期的骨量在加齡以後，開始走下坡。尤其是在上了年紀以後，男女的骨量都會減少，骨骼衰弱，所以「高齡」是骨質疏鬆症男女共通的因子。

老化的進行已經將程式輸入各自體內的電腦程式（基因）中，按照其控制來進行，即按照生物種類的不同，已經有既定的壽命，由基因來決定是否能夠長生，決定老化的速度與骨量減少的速度。

昔日把這種情形視為「天命」，視為宿命而勉強接受，但是骨的減少真的是天命嗎？仰賴現代的科學進步能夠控制天命，即關於骨質疏鬆症方面，能夠延緩骨骼疾病的進行。即使年齡增長也不會罹患骨質疏鬆症的夢想，不是不可能實現的。

⊙父母親罹患骨質疏鬆症，子女也容易罹患骨質疏鬆症

在此，有一簡單的方法可以預測你能活到幾歲，這並非魔法。只要把你的祖父母和父母親的年齡合計，在除以六即可。還活著的就以現在的年紀來計算。準確率會達百分之九十以上，這樣就能算出你大致能活到幾歲。

這計算方法著眼於我們的壽命和遺傳有密切的關係，認為長生家族系統的人長生者較多。

骨的健康與壽命也是相同的道理。如果祖母彎腰駝背，而母親罹患了骨質疏鬆症的女性，若不充分注意的話，也可能罹患骨質疏鬆症。

實際調查母親與女兒的骨骼，發現母親的骨骼強健的人，女兒的骨骼也非常強健。如果母親罹患骨質疏鬆症，則女兒的骨骼也會很脆弱，將來必須要積極的預防。不只是母女，像一卵雙胞胎的姐妹，骨骼的強弱非常類似。

研究發現，遺傳形質之一為維他命D接收體，即維他命D的接收體天生不良時，腸無法充分吸收鈣質，容易罹患骨質疏鬆症。此外，維他命D所具有的骨細胞活性化作用不夠的話，也與此有關。

但是母親罹患骨質疏鬆症，女兒不見得一定會罹患骨質疏鬆症。即使有較容易罹患骨質疏鬆症的體質，但是正如前文所述，遺傳並非完全無法改變的命運，只是出發點有所差距而已。事後的努力就能彌補缺點。

以人種而言，東方人比黑人容易罹患骨質疏鬆症。甚至可以說「日本女性」的遺傳基因，就已經是骨質疏鬆症預備軍了，但是沒有人會因而感到憂心。

反之，父母親和親戚都沒有骨質疏鬆症之遺傳基因的人，也不能掉以輕心。骨質疏鬆症具有很多的誘因，長期的生活習慣由你本身製造出來的原因也不少，所以還是要注意。

⊙瘦子比胖子更危險

◆身體的重量加強骨骼

現在是營養過剩的時代，喜歡吃什麼就可以吃到，所以大部分的人都容易發胖。肥胖是高血壓、動脈硬化、糖尿病等成人病的元凶。俗話云：「收割一個皮帶孔，縮短一年壽命。」在減肥風潮中，發胖的人令人感到擔心。

的確，體重過多，脂肪容易附著，會造成心臟的負擔，也會成為高血壓、動脈硬化的原因，也有引發腦血管障礙和心肌症等併發症的危險。

但是不全都是壞事，肥胖反而是骨質疏鬆症的安全因子，肥胖的人不容易罹患

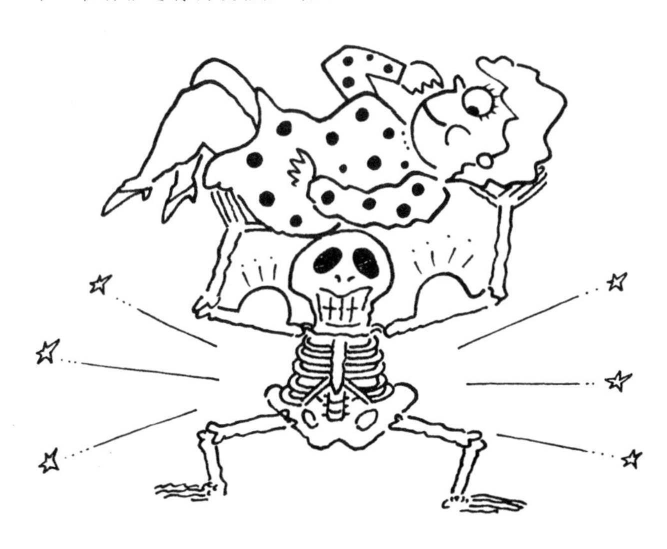

骨質疏鬆症，也較不容易引起股骨頸部骨折的重症合併症。

請想一想，體重較重的人在跌倒時，這麼重的體重加諸骨骼，很多人認為可能容易骨折。但是實際上，瘦子比胖子容易骨折，的確不可思議。

理由不明，可能是骨承受重力時，反而變得更加堅強。體重較重，有如骨髓隨時必須負擔比較重的行李一樣，得到很好的效果，而漸漸增強骨骼吧！

反之，瘦子身輕如燕，身體的活動很敏捷。對於骨的負荷比較少，因此並不堅強。

如果骨不經常使用，就會變得脆弱，因此瘦子要特別多運動，刺激骨，給予骨力量，使其強健。此外，胖子也不能因此而安心，還是要活動身體，增強肌肉較安全。

◆胖的人有較多女性荷爾蒙

胖的人不容易罹患骨質疏鬆症的另一理由，即與雌激素（女性荷爾蒙）有關。雌激素主要是由卵巢製造出來，一部份則當成男性荷爾蒙，由副腎臟製造出來，在皮下的脂肪組織換為雌激素。

胖而皮下脂肪多的人，能夠充分進行男性荷爾蒙轉換為女性荷爾蒙雌激素的作業，因此會形成大量的雌激素。

即使在更年期時，卵巢失去製造雌激素的作用，但是胖子的脂肪還是會製造出一些雌激素來彌補，有此優點。

反之，瘦子的皮下脂肪較少，無法充分製造出雌激素來，通常在缺乏雌激素的狀態下，罹患骨質疏鬆症的危險性較高。

◆早期太空人骨脆弱

「天是黑的，地球是綠色的」、「我的一小步是人類歷史的一大步」，我們所聽到的這些名言和太空人輝煌的歷史深映在我們的腦海中。但是在偉大的太空飛行背後，卻留下了悲慘的故事。

早期的美蘇太空人在無重力狀態下，僅僅一週的太空飛行，就使骨變得脆弱，肌力衰退，回到地球無法站立。對人類而言，尤其是骨來說，短暫的無重力狀態是很可怕的事情，但是人類卻不知道這一點。

最近，太空人回到地球以後，立刻能走路，這是因為從早期的太空人那兒學到了經驗，因此在太空中每天都使用鐵棒等進行特殊的運動，緩和在無重力狀態下，對於骨骼和肌肉所造成的不良作用。

在科幻小說中，會看到一些火星人的圖片。實際上，火星並沒有居住著如人類一般的高等生物，只是想像畫而已。但是大都畫出類似軟體動物的姿態。

在無重力的火星上不需要骨，所以骨退化，就會產生如章魚或水母一般的火星人姿態。

相信各位已經了解到，經常加諸於骨的重力，對骨而言非常重要。

現在不把太空人送上火星的最大理由，就是沒有值得信賴的太空船。長期的太空飛行，沒有自信能夠保護太空人的骨骼。起初光榮到達火星的太空人回到地球，如果骨脆弱而無法站立，的確是不人道的做法。

即使利用鐵棒等經常運動，在為期三年的長時間飛行中，也無法避免無重力狀態的傷害。

◆長期纏綿病榻時，骨會脆弱

我們住在地球上，不知道無重力的可怕，但是如果骨一直不加諸力量來使用，就不堪使用。在日常生活中也會有這樣的經驗，那就是臥病在床的時候。

例如：因動了盲腸炎手術而住院一週時，肌力會減退。因為生病或受傷而長期住院，纏綿病榻時，體重就會加諸骨骼，而使骨脆弱、變薄。

尤其如果治療期間必須靜養，動過手術以後一個月長期纏綿病榻，不可以活動，這時即使疾病或傷口痊癒，要恢復脆弱的足腰力量也是一大工程。

一九五〇年代中期，在美國流行小兒麻痺症，這時還沒有發明沙克疫苗和活疫苗。全身肌肉麻痺的患者無法呼吸，只能夠在「鐵肺」這種呼吸輔助器的鐵箱子裏呼吸，但是全身的骨因為突然無法活動，所以大量的鈣與磷酸從骨骼中流失，骨變細變薄。腎臟因為鈣而變硬，無法發揮作用。

當時沒有人工腎，所以大部分的患者因為腎不全而死亡。由此可知，無法動彈非常可怕。這是我在美國時留學的經驗，從這時候起我就研究鈣。

最近的治療主張在手術後和產後要儘早下床，進入身體的復健治療，是因為察覺到長期臥病在床的弊端，而必須要有因應之道。臥病在床的老人與其說是疾病本身，還不如說是纏綿病榻使骨脆弱，而無法起身。目前我國有很多臥病在床的老人，要朝消除臥病在床的老人之目標持續努力。像美國就沒有這方面的問題。

長年纏綿病榻是導致骨骼脆弱的因素。但是如果病癒，恢復以前的生活開始運動，骨又能恢復原先的狀態，所以不必擔心。

⊙缺乏鈣時，骨骼中的鈣會大量流出

相信有很多人在孩提時代，都曾聽母親說過，要多吃小魚，多喝牛奶，以及多補充鈣質，鈣質才會強健之類的話，認為要強健骨骼，鈣質是不可或缺的。

體內的鈣百分之九十九都存在於骨骼，因此一旦攝取不足，對於骨骼的生成當然會造成很大的影響。再加上人體血液中的鈣量必須要經常維持穩定。如果血液中缺乏鈣，必須從骨骼中來補充。缺乏鈣會使骨變得越來越脆弱。

海水是鈣的寶庫，所以棲息在海中的魚不會缺乏鈣，魚會隨時用鰓把海水送到體內。但是空氣中沒有鈣，這可以說是住在陸地上的生物的宿命。人類的一生可以說是與鈣質缺乏的搏鬥。

現在已經是飽食時代，但是鈣質攝取量卻經常在必要量以下。而且隨著年齡的增長，腸對於鈣質的吸收率會大減。

除了一般的鈣缺乏傾向以外，女性的鈣質攝取量特別少，這是受到「希望再苗條些」的減肥所影響。

鈣的缺乏透過個人的自覺，可以減輕至某種程度為止。在日常的飲食生活中，多攝取含有鈣的食品，像牛乳、乳製品的鈣含量很多，也是吸收率非常好的食品。小魚對鈣的補充量而言，也是不可或缺的物質。

雖然鈣很好，但是富含鈣的食品也不可攝取過量。要注意營養均衡的重要性。有的食物鈣的吸收不良，攝取時必須注意。

例如：蛋白質是營養基礎，一旦缺乏會導致營養失調，但是攝取過剩時，會使鈣排泄到尿中。不知道這一點而採取偏重蛋白質的飲食，會引起鈣缺乏。

一般人都知道高血壓患者不宜攝取太多鹽，但是很少有人知道食鹽攝取越多，越會使鈣質排泄到尿中。

磷酸也不可攝取過量，否則在腸中與鈣結合，會阻礙鈣的吸收。磷酸在加工食品中含量特多，所以要注意不可以攝取太多。

花點功夫好好地補充鈣，提高鈣的吸收率，就可以去除骨質疏鬆症的一大危險因子。

⊙不曬太陽則無法形成骨所需要的維他命D

太陽的紫外線具有在皮膚把維他命D的前驅物質，轉換為維他命D的作用。維他命D是鈣吸收不可或缺的營養素。即使食物中含有鈣，但若體內沒有足夠的維他命D，也無法由腸吸收。

不照射紫外線，無法形成維他命D。居住在日照時間較少之地方的人，容易缺乏維他命D，理由就在於此。因此鈣的吸收不良，骨量減少，容易發生骨質疏鬆症。

調查糖尿病患者骨質疏鬆症的發生頻度，結果發現因為雪而曬不到太陽，導致皮膚很難形成維他命D的北海道、東北、北陸、山陰等日本海側，骨質疏鬆症的發生率較高，而能夠充分曬到陽光的九州、四國、東海等南日本和太平洋側較低。

糖尿病以外的人也有相同的傾向，所以即使攝取鈣質，對骨骼也無法發揮作用。骨質疏鬆症年齡的女性要養成適度曬太陽的習慣，增進骨骼的健康。居住在日曬地方較少的人，特別要好好地把握珍貴的陽光，有助於合成維他命D。

⊙其他疾病的連鎖反應也會引起骨質疏鬆症

◆原因是荷爾蒙的分泌等

①庫興病　美國的庫興博士是腦外科手術的開拓者之一。有一次，他診療一位臉如圓月，非常胖的年輕女性，她說「腰痛」。照X光時發現，雖然她很年輕，骨卻脆弱得宛如老人一般，是嚴重的骨質疏鬆症。此外，視野狹窄，再這樣下去有失明之虞。於是緊急動頭部手術，發現腦下垂體出現大腫瘤，會壓迫視神經。

這就是庫興病，腦下垂體腫脹，刺激ACTH副腎皮脂荷爾蒙，分泌過度而引起這種疾病。

除去腫瘤以後，這位年輕女性恢復了視野，圓臉和肥胖不藥而癒，有骨質疏鬆症傾向的骨骼經過了一段時間以後，恢復了強韌性；也因而得知荷爾蒙失調會引發骨質疏鬆症，這是劃時代的發現。

為什麼副腎皮質荷爾蒙會使骨骼脆弱呢?這荷爾蒙會在腫瘤、受傷、動手術時，身體承受很大的壓力時大量分泌，盡量使身體恢復原來的健康狀態，但是由於專心治療傷口，導致營養吸收，骨的生成與強化等暫時進入休止狀態中，使鈣的吸收不

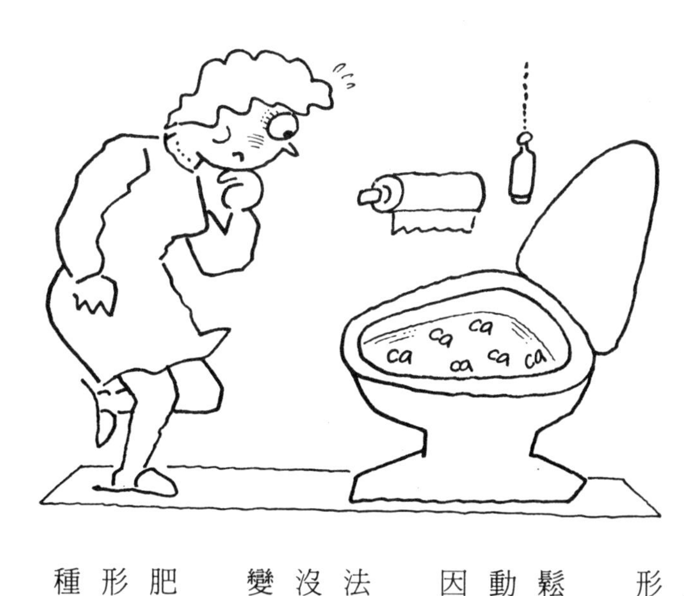

良，會大量被排泄到尿中。因此與年齡無關，形成骨量減少的骨質疏鬆症。

②慢性關節風濕　這是容易引起骨質疏鬆症的疾病。活動關節時覺得疼痛，因此運動不足，骨脆弱。此外，還有骨骼脆弱的原因，尤其是接近關節的骨骼會特別脆弱。

③特納症候群　天生卵巢功能不良，無法製造女性荷爾蒙的疾病，身高不高，而且沒有月經。這種疾病從年輕時候起，骨就會變弱變薄。

④神經性食慾不振症　由於過度的減肥，或因家庭、學校的事煩惱，而缺乏食慾，形成不想進食的狀態。長期持續就會出現這種疾病。

這是青春期的女子較多見的疾病，身體

營養不足，體重極端減少。由於女性荷爾分泌不足，骨脆弱而導致骨質疏鬆症。

⑤過度減肥　前文中提過，馬拉松或體操女子選手為了減輕體重而極端減肥。從事太激烈的練習，體重減輕過多。與神經性食慾不振症相同的理由，骨骼脆弱，即使充分運動也還是會罹患骨質疏鬆症。過度激烈的減肥方法會影響骨骼，必須要注意。

◆由於消化器官疾病所引起

由於鈣是被腸吸收，如果消化器官系統出現疾病時，連帶地也會產生骨質疏鬆症。

下痢是食物太早通過腸而引起的症狀，當然鈣的吸收不良。在糞便中發現沒有消化掉的脂肪時，就證明通常鈣吸收和維他命D的吸收也減退了。

慢性下痢或穀蛋白（植物性蛋白）通過腸時，會引起下痢的熱帶性腹瀉這種疾病，和在廣範圍的腸產生變化的脂肪性異營養症等，都會引起骨質疏鬆症，必須要注意。此外，胰臟分泌的胰液具有幫助消化吸收的作用，如果罹患胰臟炎時，也會使鈣的吸收不良。

◆手術後，骨會脆弱

手術是必要的，但是會損傷身體，對人體而言會造成很大的壓力。而且會產生大量的副腎皮質荷爾蒙，在手術後必須暫時靜養，導致運動不足，對於骨也會造成不良影響。

不過這些都是暫時的現象，普通手術只要花一點時間，就能夠完全恢復原先的狀態，不必擔心。但若留有後遺症或動過幾次會使骨脆弱的手術，就必須要注意了。

例如：因為婦科疾病而摘除二邊的卵巢以後，會使女性荷爾蒙的雌激素分泌不良，即提早更年期來臨的狀態，因此罹患骨質疏鬆症的年齡也會提早。這時必須利用雌激素藥物防止骨骼脆弱。

腦下垂體出現腫瘤，動手術時，不再有來自腦下垂體的卵泡刺激荷爾蒙與黃體荷爾蒙，就會間接減少卵巢的作用，減少雌激素的分泌。因此在骨完全恢復以前，一定要好好地追蹤處理。

另一需要注意的事項，就是消化管的手術。現代醫學進步，如果早期發現腸胃癌，利用早期手術能夠完全治癒的人增加了。這是可喜的現象，但是問題是在於鈣的吸收。鈣不會被胃吸收，而是在十二指腸與其相連的小腸藉由維他命D的幫助，才能夠提高吸收率。然後再由小腸慢慢地吸收。

去除大部分的胃，胃和小腸相連時，食物沒有通過十二指腸，而另外建立分流管時，雖然腸胃疾病能夠治好，可是由於食物太快通過腸，會導致鈣的吸收不良。

僥倖小腸很少發生毛病，腸閉塞時，只要動簡單的手術就可以處理。此外，血清膽固醇值異常增高時，要犧牲來自腸的營養，減少膽固醇的吸收，因此去除大部分的小腸，進行分流管手術，阻止食物通過小腸，就會明顯妨礙鈣的吸收，對於骨骼的健康而言，是非常危險的狀態。

⊙原因在於膽固醇劑、荷爾蒙劑及某種利尿劑

副腎皮質類固醇劑的確是非常有效的藥物，要治好某些疾病，這種藥物是不可或缺的。實際上，這是最容易引起骨質疏鬆症的危險藥物。醫生盡可能少量，而且在短期內有效地使用，因為要處理會危及生命的疾病，就算會使骨骼脆弱，也還是要使用必要量。

如果必須要服用副腎皮質類固醇劑時，為了緩和對骨的作用，必須要一併服用鈣和活性型維他命D劑。但是以往使用副腎皮質類固醇時，會增加鈣排泄到尿中的量，加上鈣與維他命以後，尿中的鈣會增加，令人感到有點擔心，而這也是醫生難

以處置之處。

利尿劑在排尿不暢時，是為了增加尿量而服用的藥物，心臟病和腎臟病患者經常使用。其中噻嗪系的利尿劑會減少鈣排泄到尿中的排泄量，這對於身體和鈣而言都很好。但是其他的利尿劑會使鈣大量排泄，因此對骨而言會造成很大的弊端。

甲狀腺荷爾蒙也會阻礙鈣的吸收，使骨頭中的鈣大量流出。如果長期服用，必須經常測量血液中的甲狀腺荷爾蒙值，避免服用過多。但若是降鈣素，就不必擔心了。

⊙煙、酒適可而止，否則會成為危險因子

利用X光透視吸菸時的腸胃，發現一吸菸腸胃功能立刻不良。腸胃功能不良，表示鈣的吸收度降低，吸菸過多也會造成骨質疏鬆症的危險因子。尤其女性吸菸會使保護骨骼的女性荷爾蒙雌激素，迅速從體內消失，而使骨骼脆弱。

喝酒過量，鈣也會排泄至尿中，對骨而言也是危險因子。

壓力和過度疲勞會使荷爾蒙變調，對於骨也會造成不良影響。

【運動不足會使骨骼脆弱，助長骨質疏鬆症】

⊙運動能刺激骨骼，增強骨骼

◆經由巡禮而骨骼強健之尼姑的骨骼

運動選手比不運動的人具有強健的骨骼。慣用右手的人右手骨比左手更強韌。鋼琴師的手骨比足骨更強韌。不論任何運動都能強化肌肉，對於骨骼的強化有好的影響。

例外的是，馬拉松和體操女子選手過度減輕體重，而失去皮下脂肪。缺乏雌激素而變成無月經，反而會使骨骼脆弱。運動不能夠勉強，同時要攝取營養的飲食，否則會造成反效果。

車站社會、電器化生活、升降梯、電梯，再加上活動步道等，整個社會太過方便，已經很少人走路或活動身體了。當然也不可能拿重物。

當然，不是要回到馳騁山野，追逐獵物的時代；也不是要徒步環島五十三次。

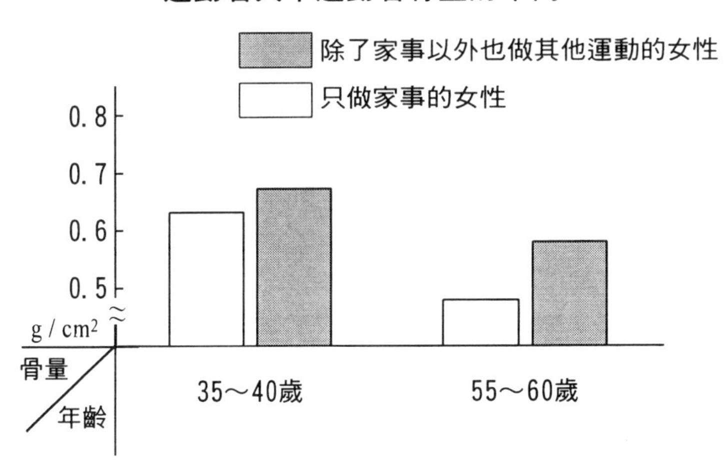

但是現代人運動不足，如果各人沒有自覺及早處理，當然會導致骨質疏鬆症患者增加。以前長生的人較少，所以幾乎沒有資料來比較。我想，骨質疏鬆症也不會比現代人更多。運動不足的確是導致這種疾病患者激增的原因，骨質疏鬆症已經納入文明病的行列了。

某位著名的整形外科醫師就曾說，有一位九十歲的尼姑因骨折而動手術，但是她的骨骼卻像年輕人那麼強韌，太硬了，因此鐵絲無法穿透。

詢問尼姑的飲食生活，想要了解是否攝取大量的鈣質，由於嚴格的戒律，因此從年輕的時候只吃素，不吃牛乳或乳酪，是屬於慢性缺法鈣的狀態。

但是她在年輕時為了修行，而在全國各地巡禮，經常使用足來鍛鍊骨骼。充分運動有助於強化骨骼，這是個典型的例子。尤其這位女尼雖然沒有攝取鈣，但是藉著充分運動，卻能夠防止骨的老化，的確是罕見的例子。

但是我們生存在這現代社會中，如果想要只靠運動來預防骨質疏鬆症，則需要做一些特別的運動。如過要過著普通的生活來強化骨骼，則必須進行以鈣為主的均衡營養攝取。

◆經常活動身體能夠強健骨骼

股骨頸部（大腿根部）是骨質疏鬆症所造成的後果。

但是，國人的骨折發生率比歐美人少了二分之一至三分之一，而國人的骨量比歐美人更少，所以這的確是不可思議的事。難道是國人的骨質特別好嗎？有人認為國人的股骨頸部的長度比歐美人更短，所以不容易骨折。

我認為國人骨折較少的理由之一，就是國人的生活方式。在榻榻米上的生活與穿著鞋子，坐在椅子上的生活相比，會使足腰肌肉的負擔完全不同。對歐美人而言，由正座而站起來時，是很辛苦的事。但是這卻是國人一天內反覆數十次的動作，一點也不覺得辛苦。而且有時要把棉被拿下來放上去，這也是充分活動肌肉的運動。

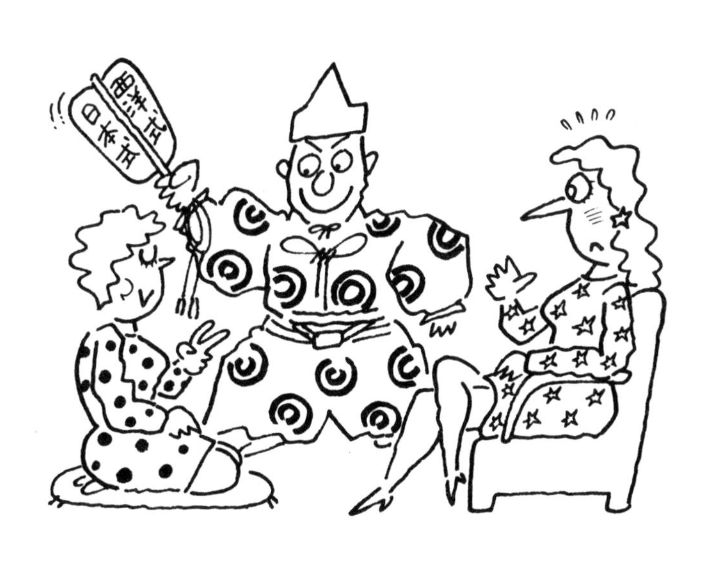

此外，蹲式廁所和西式馬桶使用的肌肉不同，所以國人的運動量較多。長年累月累積下來，其差距就會出現在骨骼上。

現在，罹患骨質疏鬆症年齡的女性，從年輕時候起就勤於活動身體，為了家庭和生活而工作，鍛鍊足腰，因此到現在為止，股骨頸部的骨折率也比較低。

究竟是國人的骨骼很強健或生活習慣所帶來的好結果呢？相信今後二十年的股骨頸部骨折數，就可以告知我們這一點了。

如果因為歐美化的生活而使發生率接近歐美人，則表示生活習慣的不同所帶來的結果成分居多。

◆力量加諸骨骼能增強骨骼

到底骨有何作用呢？第一目的是保護身

體，免於外側加諸的壓力，其次也是支撐肌肉的支點，為了能夠抬重物與自由跑跳而形成的。

換言之，剛開始時，有任何壓力加諸身體時，骨就能發揮其作用。如果人類幾乎不動，則骨能發揮作用的場所就比較少了。進化論中提及「適者生存」，由這理論來看，骨是必要的，而且必須是強韌的。如果不是必要的，就會逐漸脆弱。

「骨不活動就會脆弱」的典型例，就是因骨折而用石膏固定一隻手或一隻腳時，被固定的骨會脆弱。此外，腦梗塞的後遺症半身痲痺時，痲痺側的骨會變得又薄又弱。

以前，在義大利有一位名為皮耶左的物理學家，致力於微量電氣的研究，發現用強大的力量彎曲金屬板時，就會產生弱電流，後來名之為皮耶左電流，即壓電流。骨也會有相同的電流流過。

骨很硬，不會輕易彎曲，但是用強大的力量使其彎曲時，內部的結構會改變，引起電氣。不論是重力或肌肉的力量，由外加諸於骨的力全都會在骨形成電流。

細胞內外也有電流流通，稱為脫分極，在細胞內是特別重要的功能。肌肉和神經細胞傳達、接受情報，伸縮時會產生強力的電流，而把細胞膜放大至如牆壁一般厚時，就會形成數萬伏特的電壓。力量加諸於骨時，通過的電流對於骨細胞而言，是強大的電流。如果周圍有這種電流通過，當然骨細胞會受到影響。

骨細胞中，有製造骨的骨芽細胞和破壞骨的破骨細胞，骨芽細胞在正的電流流通時，會旺盛發揮作用。破骨細胞在負的電流流通時，會旺盛地開始作用。

經常運動，從各種角度把力量加諸於骨上，正負電流均衡地通過時，就能使骨細胞的活動旺盛，骨本身變大、變強。反之，不常運動就無法把力量加諸於骨上，電流的流通較少，骨的細胞活動減弱，骨就會漸漸地變得脆弱。

加諸於骨的力量主要是重力和肌力，僥倖居住在地球上，每個人都有平均的重力。差別就在於日常是否活動身體，努力把肌力加諸於骨上。

身體免疫功能異常的人也易於罹患骨質疏鬆症

⊙免疫是指對於入侵的細菌和異物身體的防衛力量

「免疫」的語源是指免除市民的義務「稅金」的意思。歐洲中世紀時，稅金非常重，市民常因為重稅而欲哭無淚，甚至為了取消重稅而不惜以生命一搏，這樣的傳聞很多。

另一「免疫」的說法是指免除疫病的意思，即戰勝霍亂、天花等可怕的傳染病的方法。現在已經具有普遍的意義了。

以前，傳染病會侵襲整個城鎮，使居民幾乎都死亡，但是還是會有幾個人不會罹患疾病。金納會發明牛痘，就是根據罹患過天花的人不會再得到相同的疾病的經驗所致。這是利用人工方式製造免疫的第一號，而且以愛兒為實驗對象，傳為美談。但是這也證明他對於自己所發明的牛痘沒有絕對的自信。以此為關鍵，逐漸發明了免疫的構造。包括牛痘在內，現在所進行的預防接種和預防注射等，全都利用這種免疫的構造。

免疫，即在人體內能夠處理由外界侵入的細菌和異物的微妙防衛力。這構造非常複雜，簡而言之，就是由各種細胞形成網路，交換情報，結集力量而打倒敵人。

要詳細說明，就是當病毒、細菌、異物侵入體內時，最初發現的是巨大貪食細胞（巨噬細胞）。接受這細胞的情報，發動直接攻擊的是T淋巴球和自然殺手細胞，會發射如飛彈一般的抗體是B淋巴球。抗體在血液中追蹤入侵者，予以擊破。

驚人的是淋巴球會記憶敵人，當同樣的入侵者再進入時，就會迅速製造出更多的抗體，能夠有效地發動攻擊。

細菌和異物大都會由皮膚、消化管、呼吸器官侵入體內，因此這些器官特別需要堅強的免疫構造，予以鞏固。

這免疫作用到底與骨骼有何關係呢?在此，就必須要先了解骨髓的作用了。

⊙免疫不可或缺的白血球是在骨髓製造的

◆沒有骨髓就無法生存

骨髓在脊柱中是受到骨保護的柔軟組織，在此製造出血液的細胞（主要是紅血球、白血球、血小板）。

紅血球含有紅色的血色素血紅蛋白，血紅蛋白在肺與氧結合，將氧送到各組織。血小板出血時，能夠使血液凝固。

白血球具有各種功能，主要是保護身體，免於外界入侵的細菌或病毒，以及異物的損害，即與免疫有密切的關係。淋巴球與巨大貪食細胞都是由白血球分出來的。

淋巴球在淋巴節製造，通過胸腺時完成，蓄積在全身各部分的淋巴節和脾臟，是最重要的免疫細胞。此外，巨大貪食細胞存在於皮膚、肺、肝臟等各處，在免疫的第一腺發揮作用。

維持生命不可或缺的免疫細胞及大量製造免疫細胞的骨髓，一旦無法發揮作用時，人類就會死亡。在這種情況之下，必須藉著骨髓移植的方法，從擁有與自己相同基因的兄弟姊妹身上得到骨髓。

◆製造血液細胞需要得到足夠的鈣

骨髓在骨中製造細胞，除了具有由骨來安全地保護的優點之外，就是在製造過程中，血液細胞不斷地分裂，分化時，需要大量的鈣。要補給鈣，就必須利用貯藏於體內大半鈣的巨大倉庫骨骼，這是最方便之處。

不可思議的是，能夠從海水中攝取到鈣的魚並沒有骨髓。此外，依賴母親由胎盤補給必要的鈣的胎兒，其骨髓也不會製造血液。魚和胎兒都是由脾臟和肝臟製造血液，在製造過程中因為不會缺乏鈣，所以不需要含鈣特別多的骨骼。

但是嬰兒在出生以後，只能夠從食物中攝取到鈣，需要大量的鈣來製造血液細胞或免疫細胞，因此就必須把作業場轉移到骨髓。身體構造非常精巧，以往不會發揮作用的副甲狀腺荷爾蒙，在這時候也會發揮作用，由骨中溶出鈣，確保在骨中骨髓所在的場所。

總之，對免疫而言不可或缺的血液細胞，是在骨中的骨髓製造的，所以免疫的異常可視為骨質疏鬆症的前提。

⊙利用骨髓的幫助促進骨的新陳代謝

骨髓能夠由骨保護，利用骨，有效地製造出血液細胞來。但是在這世界上，一切都是互補的，骨髓也能夠把一些有能力的細胞送入骨中，幫助骨的新陳代謝。

例如：破壞舊骨，使骨的新陳代謝旺盛的破骨細胞，就是由骨髓釋出到骨骼中的細胞。在免疫最前端發揮作用的巨大貪食細胞的同類之細胞，會破壞舊骨，確保新骨的場所。

此外，巨大貪食細胞會把「聯鎖素1」、「腫瘤壞死因子」等細胞分裂素這些情報物質送到骨，幫助骨的破壞作用。一旦破壞骨以後，也許一般人會認為會減弱骨的力量，但若再加上骨的作用，就能夠使骨的代謝活性化，成為強健的骨骼。健康的人能夠取得二者的平衡。

維他命D由巨大貪食細胞變為活性型維他命D，破壞情報物質，促進破壞的工作，幫助骨的活性化。

有一些罹患骨質疏鬆症的人，活性型維他命D的功能較弱，同時骨髓對於骨的強力支援較薄，其中之一就是由於免疫機能異常所造成的。

⊙證明免疫異常與骨質疏鬆症的關連

神戶大學第三內科發現，免疫異常與骨質疏鬆症有關。

免疫是人體具備的防衛力，當病毒、細菌、異物進入體內時，先由巨大貪食細胞掌握情報，而得知情報再發揮作用的就是T淋巴球和B淋巴球。T淋巴球直接攻擊異物，B淋巴球則使用抗體進行飛彈攻擊。

T淋巴球中，有其他幫助淋巴球作用的輔助T細胞，以及抑制其他淋巴球功能的抑制T細胞等二種細胞。

健康人的血液中存在著一定程度的輔助T細胞，能夠調節免疫的功能；而骨質疏鬆症的人，輔助T細胞增加，抑制T細胞減少。

骨質疏鬆症的三個原因

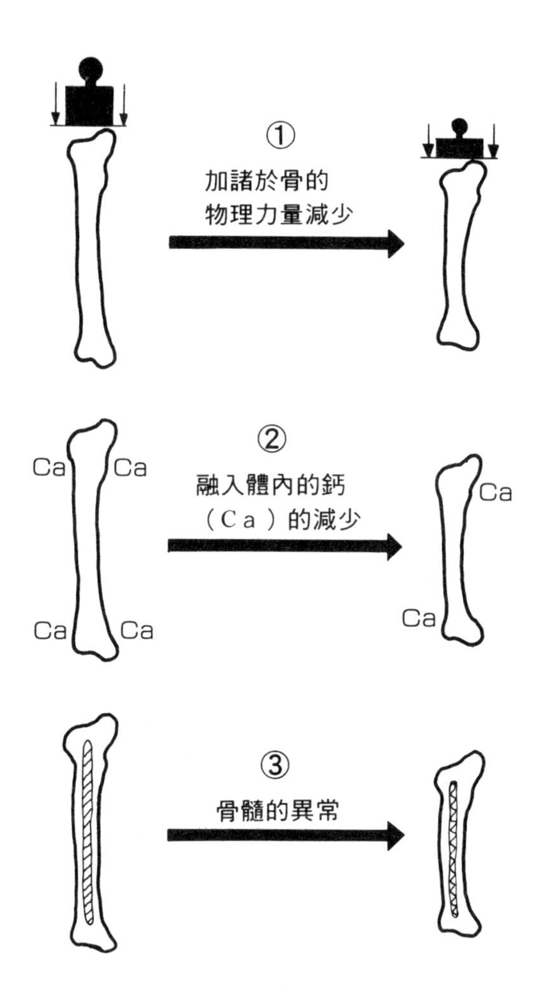

由於平衡紊亂，使免疫功能異常，主要的骨髓對於脆弱骨骼的幫助，而罹患了骨質疏鬆症。

換言之，無法得到來自骨髓的幫助，破骨細胞的功能與接下來所產生的製造新骨的功能遭到抑制，使骨形成不活潑的狀態，而導致骨質疏鬆症。

第四章

骨質疏鬆症的骨骼變化

從出生到死，骨經常持續變化

◎骨的主要成分為有機物質、無機物質和水分

骨是人類進化中形成的最佳藝術品，由百分之二十至百分之三十的水分，百分之三十至百分之四十的有機物質，百分之三十至百分之四十的無機物質所構成。骨隨著加齡，成分逐漸產生變化，水分會減少。

有機物質就好像骨的基礎，像網眼一般遍佈的膠原（膠原蛋白）纖維，好像漿糊一般負責連接的黏多糖類構成了有機物質。在這階段骨還像橡膠一樣，非常軟，其周圍附著無機物質以後，才開始變硬，支撐體重成為收縮肌肉的支點。

具有如水泥一般的作用的，就是無機物質（骨鹽）。先前敘述過，主要成分是羥磷灰石、鈣10、磷酸6、羥基2的比例所構成的，還含有少量的鈉、鎂、鉀等。

這些骨的成分以一定的比例組合，再調整、監督為理想的建築物的責任，就是在於骨的細胞。提供必要材料，運出不需要的物質，則需要血管的幫忙。外表看起

來有如堅硬如石頭一般的骨骼，內部卻有配管，有很多的細胞屋，具有複雜的構造。

不過因為骨需要堅固，支柱和牆壁的空間較多，房間數比其他的臟器少，就好像巨型油輪一樣，只有少數作業員散居在幾個房間裡，利用電腦的遠隔操作而驅動大型船隻。

⊙骨因作用的不同，成分也不同

骨是由皮質骨和海綿骨所構成的，二者的比例則因骨的作用不同而有所不同。

皮質骨稱為緻密骨，包住骨的外側，是堅硬的部分。礦物質的比例較多，是堅強骨骼的根源。

與手足骨一樣，最大的目的是為了支撐身體，而形成了長圓筒狀的長管骨，皮質骨特別厚，佔骨面積的大部分。另一方面，海綿骨則充滿於骨內側的骨，礦物質的比例較低，與皮質骨相比，不具有骨骼的硬度。稱為骨樑如鋼筋般的物質，呈網眼狀遍佈，其間有血管和其他的結締組織。主要的作用是把營養吸收到骨骼，掌握整個身體製造骨的情報，視必要而實施情報。

例如：背骨的椎體部分以支撐體重最重要，因此必須是能夠曲身，自由活動，

股骨與背骨成分的不同

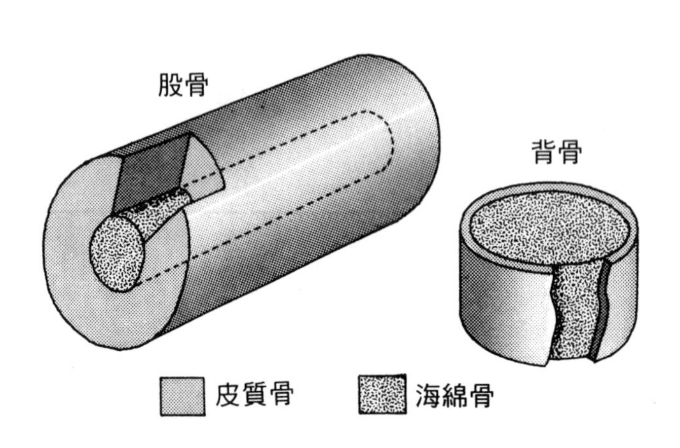

具有通融性的骨骼。因此夾著如椎間盤，有如橡膠一般柔軟的軟骨，由如罐頭形狀的骨骼重疊而成。這骨骼主要是由海綿骨所構成，硬皮質骨的比例較少。

由此可知，體內許多的骨因目的的不同，皮質骨與海棉骨的比例各有不同。我們所說的骨，其內容是不盡完全相同的。

⊙硬骨內部經常替換

建築家園以前，一定要先畫設計圖，然後再打地基，展開實際的建築工程。但是經過詳細的計畫而建好的家園，經年累月子嗣增加，孩子長大以後，又嫌太狹窄，要增建新房間。如果房子老舊，還必要重新裝潢。

骨也是相同的情形，嬰兒的骨在母體中

已經好好地設計製造出來，但是隨著成長必須要加以替換。為了支持增加的重量，使運動旺盛，不會造成任何的阻礙。同時，成為不斷增大、增強的肌肉支點，因此要替換適合骨骼。配合成長，骨的外形變化就稱為「骨的造型」。

長大成人以後，骨的大小幾乎沒有改變。但是不斷有新舊材料替換，在骨的內側進行改造。長大成人以後，這種骨的變化稱為「骨的再造型」。

從外觀看來，強健的骨骼長大成人以後，似乎沒有變化，但是在內部，卻不眠不休地進行令人吃驚的改造活動。

堅硬如石頭一般的骨，到底是如何替換的呢？在此，看一下骨的內部。

健康的骨取得形成與吸收的平衡

⊙破骨細胞與骨芽細胞促進骨的新陳代謝

骨細胞有不斷製造新骨的骨芽細胞與破壞骨的破骨細胞。製造骨稱為「形成」，破壞骨稱為「吸收」，健康人的骨平衡地進行這二種作用。骨量破壞至某種

骨的形成與吸收

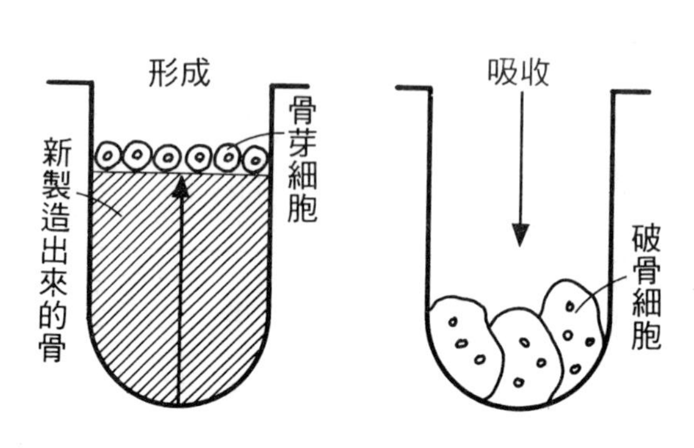

程度時，又會重新製造出等量的骨，調節骨量經常維持不變。

建設新的大樓，必須破壞舊的建築物，這種情形經常可見。每當看到發出轟然巨響，建築物遭到破壞的景象時，我就會聯想到破骨細胞。破骨細胞是由骨髓製造出來的，即「破壞房子的人」，就像是骨從骨髓借來的工人一樣。

擁有多數核的大破骨細胞包圍著骨，先從骨內側，即從骨髓腔開始展開破壞工作。釋出如胃酸一般的強酸，溶解骨的礦物質，接著又釋出如消化酵素一般的蛋白質分解酵素，將剩下的有機物全部分解掉。

具有非常可怕的破壞力，如果這破骨細胞功能無限制的持續下去，可就糟糕了。因此當破骨細胞破壞骨到某種程度時，遭到破壞的骨釋出轉換成長因子（ＴＧＦβ），以及其他的成長因子，抑制破骨細胞的功能。ＴＧＦβ抑制破骨細胞的功能，同時也能夠促進製造骨的骨芽細胞的功能，在破壞骨以後，成為製造新骨的關鍵。

骨芽細胞與破骨細胞不同，原本就存在於骨骼中，與結締組織的細胞具有共同的祖先。骨芽細胞的工作與破骨細胞相反，是製造新的骨骼，形成膠原蛋白。建立骨的基礎以後，再加入礦物質，一直負責到骨的完成為止。

老舊的骨由破骨細胞進行破壞，而骨芽細胞則製造出與遭到破壞的骨骼等量的新骨骼。利用這種攜手合作的方式，能夠順利進行骨的新陳代謝，所以骨量不增亦不減，能夠保持同樣的強度。

如果這平衡瓦解，骨不斷遭到破壞而無法補充新骨，骨又會變薄變弱。反之，骨不斷增加，異常增強也會造成弊端。骨骼太弱或太強，都會成為一種疾病。

相信各位已經了解到，骨質疏鬆症就是因為這種平衡失調所引起的。

⊙新骨的完成需要三個月以上的時間

到底骨的改建需要多少時間呢？一旦骨遭到破壞，一直長成新骨為止，需要花三到六個月的時間。因此，隨著生活狀態和服用藥物的影響，骨的狀態也會隨著變化，變強或變弱。但是不會立刻出現症狀，而是在你遺忘時，才會出現症狀。

到底是誰來操作破壞與形成的週期控制呢？例如：大樓的建築工地是按照工程計劃表急忙趕工，有時候要稍作休息，有時候則朝著目標努力前進。但是實際上卻是由距離較遠的建築公司，利用遠隔操作的方式來操控一切。

骨的建築現場也是完全相同的。在距離較遠處所製造的荷爾蒙，以及在骨中製造的成長因子，會促進破骨細胞的功能，而有的則相反，抑制其作用，調節正常的新陳代謝。以先前提到的荷爾蒙為例，為各位說明其關係。

副甲狀腺荷爾蒙在血液中的鈣值降低，或是鈣攝取不足時，能夠由骨中引出鈣，維持血液中鈣量的穩定，而這荷爾蒙很明顯地會刺激破骨細胞，朝破壞骨的方向發揮作用。在腎臟活性化的維他命D，也具有相同的作用。但是另一方面，也能夠確保骨細胞的活性，因此副甲狀腺荷爾蒙和活性型維他命D都是不可或缺的。

反之，降鈣素荷爾蒙則是在血液中的鈣量較多時，由甲狀腺釋出具有使其還原的作用，抑制破骨細胞，減少由骨骼流到血液中的鈣量。

此外，使骨芽細胞功能旺盛的，就是女性荷爾蒙雌激素，男性荷爾蒙和成長荷

骨的形成與破壞（吸收）的平衡

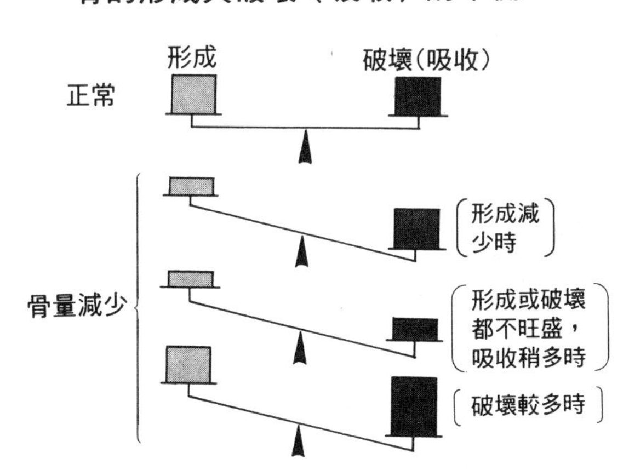

爾蒙、胰島素都具有相同的作用。反之，副腎皮質荷爾蒙會抑制骨芽細胞的作用，減慢骨的形成速度。利用這些荷爾蒙的作用，能夠進行骨的新陳代謝。

一旦罹患骨質疏鬆症時，骨的收支呈負狀態

健康的骨狀態，是指破壞（吸收）與形成保持平衡的狀態。骨質疏鬆症這種疾病，是骨的破壞凌駕於形成之上，使骨呈現負的狀態，這都是大家可以想像得到的事實。但是我們所說的負狀態，內容卻有幾種。

首先是骨的形成減少的情形，即破壞的程度普通，但是只有破壞卻無法形成新骨，

當然骨量會減少。其次是骨的破壞與形成二者都不旺盛，但是破壞凌駕於形成之上，而導致骨量減少，稱之為低旋轉型（不活性型）骨質疏鬆症。

此外，新骨維持普通狀態來製造，但是因為某種原因，破壞旺盛地進行，使得平衡失調，導致骨量減少。也就是說，雖然骨旺盛地製造與破壞，但是破壞凌駕於製造之上，而導致骨量減少，稱為高旋轉型（活性型）骨質疏鬆症。

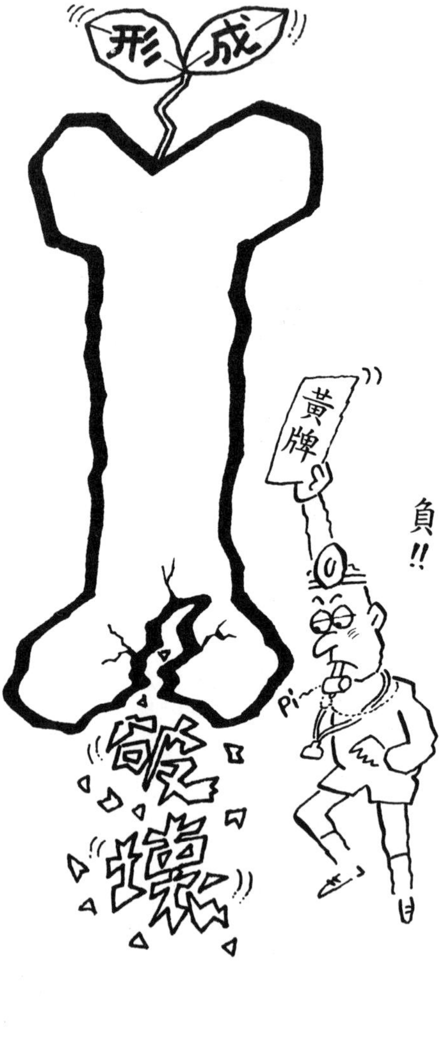

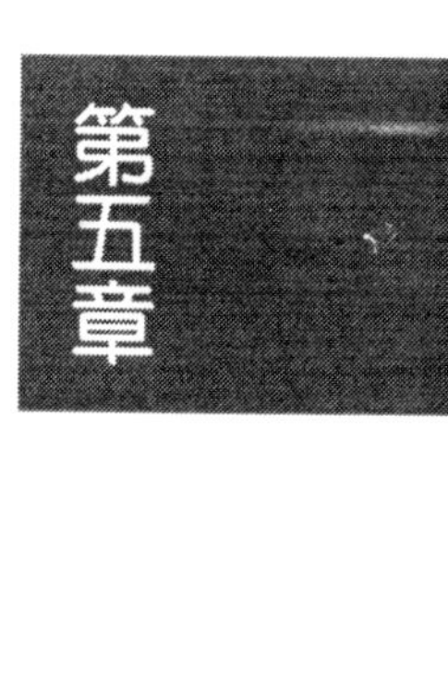

骨質疏鬆症的檢查與診斷

〔X光無法測量骨量與成分〕

⊙一九六〇年代是以X光為基礎來計算

以前，德國的倫琴博士最初發現X光（倫琴線）時，是利用自己的手拍到了X光片。他在X光通過時，清晰地看到自己的手骨，雀躍不已。這是著名的軼事。

由於X光片對於骨的治療發揮了作用，因此倫琴博士得到了第一屆諾貝爾獎。這的確是劃時代的發明。

X光有如魔光一般，能夠清晰地映照出體內骨的樣子，對於受傷骨折的調查是不可或缺的。

X光對於骨折以及各種骨的疾病的診斷，都是不可或缺的。

經驗豐富的醫師們，當然會認為骨質疏鬆症的診斷，尤其是骨量的測定應該活用X光。

事實上，「骨量會隨著加齡而減少」的發現，也是由X光而得知的。一九六〇

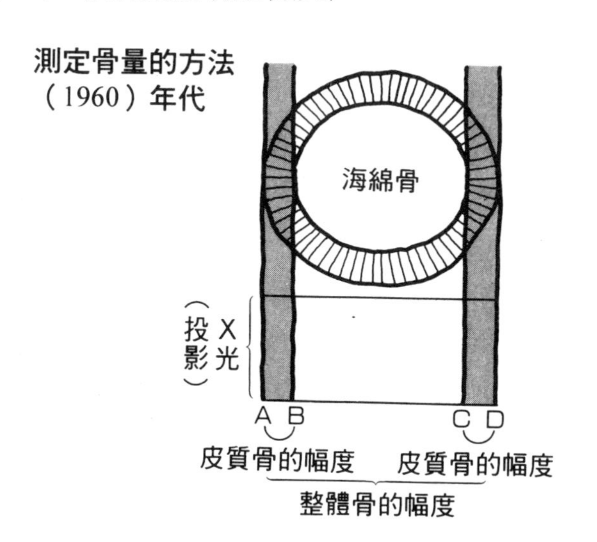

年代，學者諾丁以指骨的X光為基礎，不斷進行研究，首次以數量表現骨的厚度。測量各種年齡層之人骨的厚度，發現了年齡的增加會使骨量減少。

他極力探索的是皮質骨的幅度。用圖的AD（整個骨的幅度）來除AB和CD的值。

利用諾丁的計算方式求得數值，就是利用手或足等的長管骨（圓筒狀的骨），從X光看到的骨中，調查實際充實的骨（皮質骨）的部分到底有多少。

但是身體的骨骼是以皮質骨和海綿骨，以各種不同的比例組合而成的，所以只靠皮質量來進行骨量測定是不夠的。要同時測量海綿骨，否則不算是正確的測定法。

⊙骨量減半時，X光才能發現

◆X光與太陽的白色光一樣，是容易變化的混合放射線

在診斷骨質疏鬆症所引起的骨折，如背骨與股骨的骨折時，X光是不可或缺的。但是X光卻不適合用來測量骨量到底減少了多少，即不適於用來測量骨量。X光只有在骨量減半時才能發現，所以想要掌握一年內減少百分之一至百分之二的微妙骨量，來預防或治療骨質疏鬆症，根本是不可能的。

為什麼X光不適合用來測量骨量呢？在此，試簡單地說明一下。稍後各位便能了解骨量測定法了。

先來探討一下X光的本體。在自然界中有幾種放射性物質，依原子核破壞方式的不同，而分出α射線、β射線、γ射線這些放射線。α線與β線穿透物質力較弱，連皮膚都無法穿透，更不必提用來診斷骨。

γ射線能夠穿透骨骼和身體的組織；而X光則是人工製造的放射線，加諸強力電壓，由金屬釋放出類似γ射線的放射線。

自然放射性物質所產生的γ射線，具有一定波長的能量。但是X光則依當時通

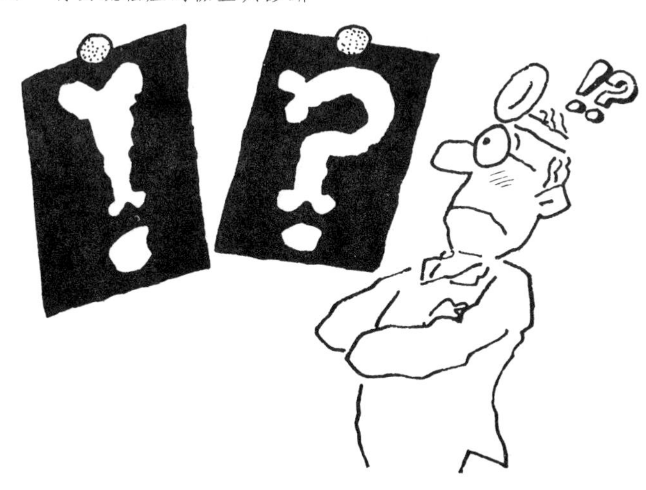

過的電流方式的不同，會混合各種放射線。極言之，昨天的X光與今天的X光因混合的不同，有時候也會產生變化。

透過X光來觀察骨，就好像在陽光中看美麗的花朵一樣。陽光是聚集許多波長光的混合白色光，時時刻刻會產生變化。在太陽光中，花形與花色也會產生些許的變化，能夠享受觀賞之樂，但是卻無法測訂出紅色的花中，到底含有多少色素。

如果要知道到底含有多少紅色的色素，則必須把花擺在試管中，只抽出一種波長，使用分光光度計來計算。

X光也一樣，是許多不同能量的放射線的集合體，常常會產生變化，因此照在骨上也無法得知正確的骨量。通過骨時，會產生散亂現象。各種波長線互相干涉，造成不規則的吸收。

◆因氣溫或現像液的不同，X光片也會產生差距

X光片的另一缺點，為會因現像液和氣溫的不同，而產生黑白程度的差異，因此無法正確地測量。

MD法是指利用手指的X光片，測量黑白的程度測定骨量的方法。有一陣子，日本使用這方法，後來卻發現這是不值得信賴的測定法。因為依氣溫的不同和顯像的技巧，會有不同的診斷。遺憾的是還是會有一些醫院採用這種方法，我認為利用這種方法進行診斷，是罪大惡極的事。

我在參加世界性的學會時，發現國外有很多醫生已經得知利用MD法測量骨量是毫無意義的事，而不再使用這方法。然而國內還是有醫生沿用此法，實在令人感到可悲。像這種閉門造車的作法，令人扼腕不已。

使用這種X光片測量骨量，就好像用手把脈來測量血壓一樣，只能夠判斷出血壓的高低而已。待骨量減半時為時已晚，一定要選擇利用正確的方法進行診斷的醫院，才能知道自己是否罹患骨質疏鬆症。

單光子量吸收法與利用二種γ線處理的雙光子量吸收法

用X光難以進行的骨量測定，可以利用單光子量吸收法來進行測量，這是利用只產生一種γ線的自然放射性物質的方法。這就好像光電比色法這種化學定量法一樣，只取出一種波長光，能夠成功地測定物質的量，藉此就能夠正確地測定骨量。測定花色素時，如果紅、藍二色參雜在一起時，該怎麼辦才好呢？這時，只要取出紅、藍波長光，讓其通過，就能夠正確地測定。這是二波長光電比色法。

在骨量測定方面利用這方法的，就是雙光子量吸收法。這是利用產生釓157，這種會產生二種能量（二種波長的γ線）的同位素的方法。

身體的骨依場所的不同而有不同的活動。海綿骨與皮質骨相比，表面積擴大八倍，與血液的接觸面也非常廣，所以基於體內荷爾蒙及其他的變化，也會迅速發生骨的變化。

此外，體重壓力的承受方式與肌肉拉扯方式等，依身體部位的不同而有所不同。有些骨會突然變薄，而有些骨卻不會減少。

由這意義來看，測量指骨或前臂的骨量來推測背骨或股骨的骨量，不是正確的作法。骨質疏鬆症最重視的是脊椎和股骨頸部的骨量。單光子量吸收法可以測定前臂等簡單部分的構造，但是要測定背骨或股骨頸部的骨量時，會受到肌肉和脂肪等的阻礙，而無法順利進行。

但若使用釓所產生的二種γ線，就好像使用二種波長的光電比色計一樣，能夠區別骨骼、肌肉、脂肪與其他的組織。也好像宮本武臟的二刀流一樣，利用這二種γ線能夠正確測定骨以外，在組織深處的骨量。

但是使用自然放射性物質的這些方法不方便，因此最近不使用了。

【用電腦處理X光的雙重能量X光吸收法（DEXA法）】

用X光不拍照，而用電腦來處理，則活動範圍就非常廣泛了。這就是雙重能量X光法，簡稱為DEXA法（或DXA法）。

光電比色計是從陽光的白色光，利用三稜鏡而取出一種或二種波長光。DEXA法則與雙光子量吸收法同樣，從X光取得二種能量的放射線，結果對於背骨和股

利用雙重能量X光吸收法（DEXA法）測定骨量

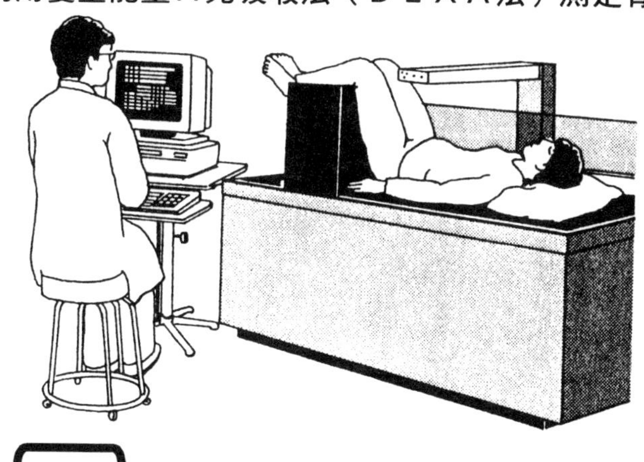

骨頸部都能得到比雙光子量吸收法更好的測定效果。

前述的單光子量吸收法和雙光子量吸收法都要使用同位素，有危險存在，而且骨量測定器也不能放在檢診車上，到各鄉村城鎮巡迴檢查。DEXA法則與普通的X光裝置相同，能夠自由攜帶。

相信在不久的將來，就像X光機和血壓測定器一樣，骨量測定器也會擺設在各醫院中。

利用DEXA法進行檢查時，通過身體的放射量為X光片的數百分之一，危險非常低。

能正確測量背骨骨量的CT法

CT法即電腦斷層掃描法的簡稱，完全用

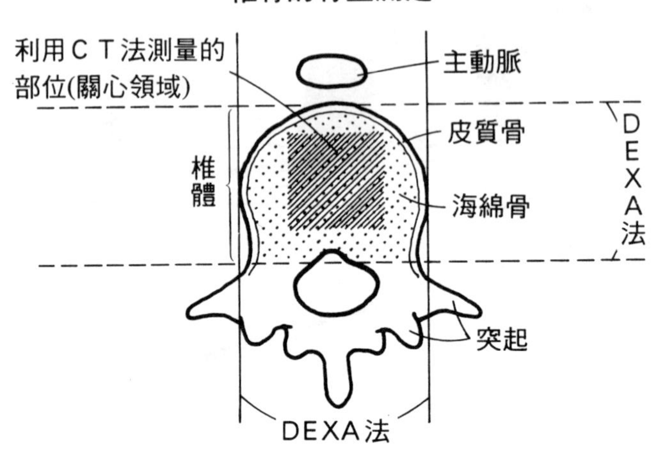

電腦來處理Ｘ光的吸收，環切體內來測定骨量的方法。

由於能夠測定背骨中海綿骨的骨量，所以想要正確得知背骨骨量減少時的情形，最適合使用。

測量背骨的骨量，如果是使用雙重能量Ｘ光吸收法（ＤＥＸＡ法），則可以測定海綿骨與皮質骨二種。

而且，有時候不得不測量圍繞脊髓的各種突起和主動脈的部分，包括突起中所包含的骨在內；以及主動脈方面，如果老年人引起硬化時，可能會積存鈣，都能夠測定出來。

ＤＥＸＡ法能夠測定其量，但是想要了解椎體中微妙的骨量變化時，卻無法了解這些變化。

利用末梢骨ＣＴ法進行骨量測定

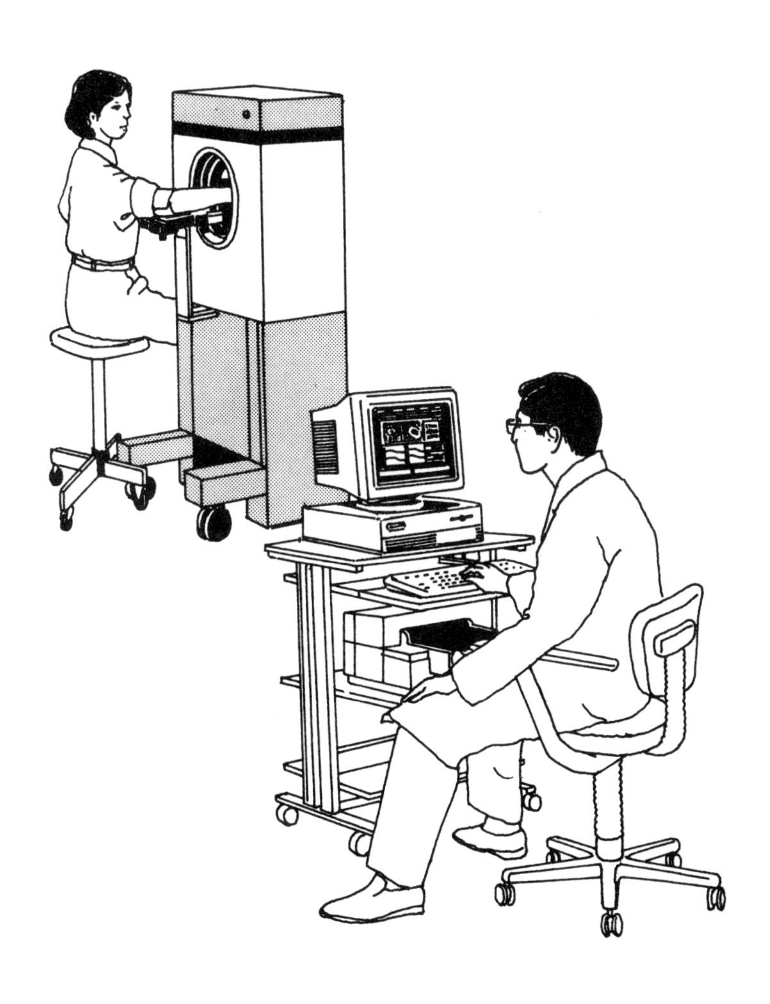

但是利用CT法時，可以只測定椎體中海綿骨的骨量，所以非常方便。能夠敏感地掌握表面積較廣，變化迅速的海綿骨的變動，所以最適合用來預防骨質疏鬆症。

此外，CT法與X光片不同，資料可以存在磁碟片中。同樣的東西可以打出好幾張，能夠自由地取出情報，也可以視需要來控制圖片的濃淡，非常方便。

CT法分為全身CT法與末梢骨CT法。

全身CT法通過體內的X光量非常多，一般的團體檢診難以使用為其缺點。改良這一點，把肱骨的皮質骨與海綿骨完全分離測定的，就是末梢骨CT法（γQCT），感度極佳，曝露在X光中的量也非常少，目前是最好的方法。

利用超音波傳導了解骨量與骨質的超音波法

在除夕夜聽到鐘聲時，雖然每一座寺廟的鐘形狀相同，但是會聽到各種不同的音色，的確讓人覺得不可思議。

任何物體都會振動發出聲音，但是音的種類，即振動數，因物體形狀的不同而

利用超音波法進行骨量測定

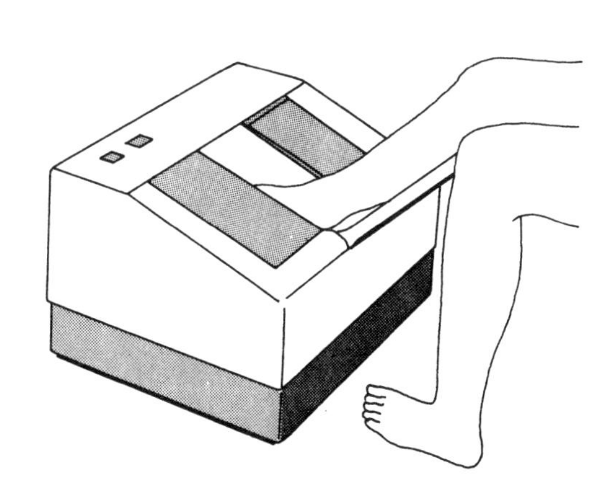

有所不同，也因為力量強弱的不同而有所不同。

音傳達迅速，與物體的彈性率及質量成正比，這是物理學的法則。應用這種法則測量音傳達到骨的速度，就能推測出骨量及其彈性率。

較輕的鐘會產生較高的聲音，較重的鐘會產生低而莊嚴的聲音，與此同理，塞滿物質的骨骼與疏鬆的骨骼音的傳達也會有所不同。

利用音的超音波傳導，就能測量骨量。超音波通過骨的速度，可利用測量骨量和骨強度的機械，來測量膝蓋骨、跟骨。如圖所示，這機械的優點就是能夠在短時間內，以毫不勉強的姿勢測定。

超音波法的優點就是裝置有如聽診器一樣，能夠隨處攜帶，無害於身體的安全，不只是能了解骨量，同時也能了解骨質。

測定骨量的方法日益增加，就更能迅速作出確實的診斷，能夠擴大骨質疏鬆症的範圍，是可喜的現象。

為了檢查骨的儲蓄，必須定期測定骨量

前文所述都是專業的測量骨量的話題，最後希望各位牢牢記住為何要測量骨量。人體內百分之九十九的鈣是存在於骨骼中，幾乎都是由食物中把鈣攝取到體內，一天攝取六百毫克或以下。會隨著糞便或尿液排出體外，也會隨著汗水而流失。

通常和健全家庭的家計簿一樣，收入（進入體內的鈣質）與支出（釋出體外的鈣質）保持平衡，但是攝取鈣減少，排泄鈣太多時，就會出現赤字，以致儲蓄不足。

以家計而言，最低必要經量相當於血液中的鈣。如果血液中的鈣不能保持定量，人類的心臟會停止跳動，無法生存。

鈣的收入不足，就必須從銀行取出儲蓄來，而鈣的銀行就是骨。從骨中釋出鈣，

以補充血液中的鈣。那麼，要如何了解是否缺乏鈣呢?即使測量血液中的鈣量，也只是勉強使帳目吻合而已，無法發現值的變動。

這時就需要測量骨量了。為了調查這一家的經濟狀態，必須先調查銀行的存款額。關於鈣缺乏方面，調查骨量是最確實且值得信賴的方法。

骨量的測定類似血壓的測定，而為甚麼我們會在意血壓的高低呢?因為高血壓會引起動脈硬化或腦血管障礙、心臟病等合併症，恐有生命之虞。

我們也是基於相同的理由來注意膽固醇值與血糖值。

骨量測定方面，由於人類的骨量是慢慢減少的，所以不痛不癢。可是骨量的減少在將來可能會引起脊椎骨折或股骨頸部骨折，非常可怕，必須要預防。

發現骨量的減少症狀，即使沒有出現腰痛等症狀，就表示疾病已經開始出現，一定要進行治療。要儘早把骨量的測定納入身體檢查或健康診斷中，希望能夠在附近的醫院輕易地測定骨量。

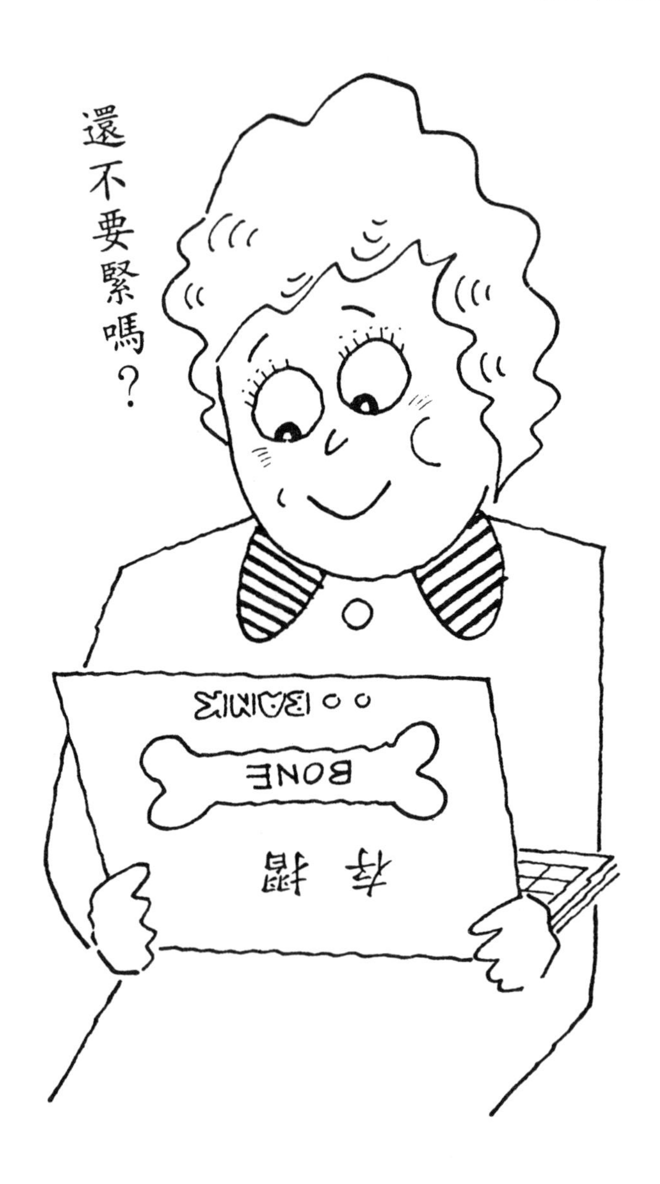
還不要緊嗎？
BONE

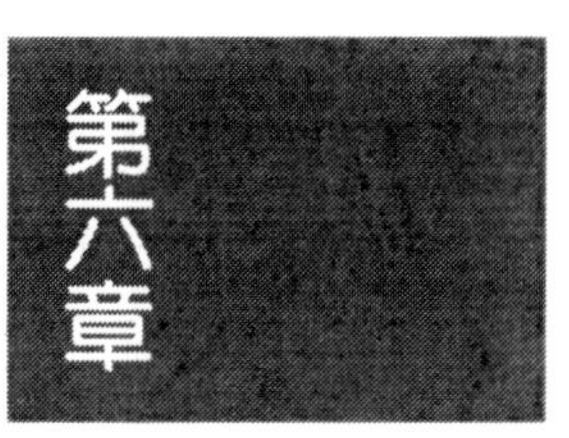

創造強健骨骼，預防成人病的鈣的作用

鈣在體內有三個房間

⊙人體的鈣百分之九十九存在於骨中

通常，說到鈣就會想到骨，說到骨就會想到鈣，因為人體內百分之九十九的鈣都存在於骨中。鈣的第一個房間就是骨，骨是鈣的儲藏庫。實際上，仰賴鈣之賜，骨才能夠變強、變硬，支撐沈重的身體。鈣的減少會讓人聯想到骨量減少，而骨量減少會讓人聯想到骨質疏鬆症。

一般成人體內的鈣為一公斤。由飲食中所攝取到的鈣，被吸入至體內的約三分之一。吸收到體內的鈣，有一些由腎臟排泄到尿中，但是大部分則殘留在骨。

鈣的排泄方面，一天內糞便中便會有四百毫克，尿中則有兩百毫克，所以考慮到這一點，每天至少要補充六百毫克的鈣。

但是國人的鈣攝取不足，雖說要改善飲食生活，一天卻只能攝取五百毫克。例如：一天流失五十毫克的鈣，一年則流失十八克，三十年則流失約五百四十克的鈣。

在骨中最初的一公斤的鈣，由三十至六十歲為止的三十年內，卻流失了一半以上。一年的量很少，但是長年累月下來，會減少百分之五十以上，這會引起骨質疏鬆症，也會有腰痛和骨折之虞。

單純地考慮鈣的平衡，就能說明骨質疏鬆症的可怕。鈣是骨的重要成分，與骨質疏鬆症有密不可分的關係。

⊙血液需要定量的鈣

鈣的第二個房間就是血液。這些房間比較小，與骨骼的鈣相比，濃度只達一萬分之一。血液中有血清，因此稱為血清鈣。

鈣的特徵及濃度，嚴格而言，即會保持穩定的數值，絕對不能夠調整到比血清一$d\ell$中，九至十毫克的濃度高或低。如果比這濃度更高或更低，心臟會停止跳動，失去意識，會危及生命。

傳說一位名為雪梨林格爾的生理學家，利用含鈣量較高的倫敦自來水來進行青蛙心臟實驗。

把食鹽加入自來水中，調整為與血液相同的濃度，放入蛙的心臟內，能夠正確規律地收縮。因此他認為對於心臟的收縮而言，食鹽是不可或缺的物質。

實際上，吩咐助手使用蒸餾水，助手卻使用的自來水。林格爾注意到了這一點，想要用乾淨的水做實驗，而在蒸餾水中溶解食鹽以後，在放入青蛙的心臟中，結果心臟停止跳動。

換言之，倫敦的自來水中的確含有使心臟跳動的必要成分，後來就發現鈣是心臟收縮不可或缺的物質。

林格爾應用這發現，在食鹽水中加入鈣，做成林格爾液。成為廣泛應用的溶液。

⊙細胞內外的鈣濃度相差一萬倍

人體是數十兆個細胞的集合體，人體重要的功能是由細胞來進行，具有極大的作用。

鈣的第三個房間就是細胞。以分配而言，骨中鈣的一萬分之一存在於血液中，而細胞中則含有血液中一萬分之一的濃度。這濃度在細胞中，鈣幾乎是接近零的狀態。

人體鈣的濃度在骨骼與血液，血液與細胞之間，具有一萬倍的大落差，真是不可思議又神祕。看骨骼與細胞的鈣濃度比，覺得這一億分之一有如天文學的數字一樣。鉀、鎂、鈉等其他礦物質的濃度差至多數十倍，不像鈣一樣，具有如此大的落差。只看這一點，就可以知道人體是耗費了心思來分配鈣。

為什麼會形成這麼大的落差呢？理由還不得而知。但是，目前認為細胞外側的鈣濃度較高，是為了保持細胞膜的形狀，對於各種刺激形成反應的絕對必要條件。

此外，細胞內的鈣非常少，幾乎是接近零的狀態，並非意味著鈣不重要。實際上完全相反，就好像黃金和鑽石，雖然少卻是珍貴品一樣，越少越重要。

像黑四大壩一樣，在水力發電十，由高處強力往下落的水，能夠產生強大的電力。細胞的能量、情報源、電流，也是相通的情形。細胞外積聚許多的鈣，細胞內的鈣幾乎是接近零的狀態，因此產生強烈的濃度差。由於內外的大落差，才能夠使細胞的功能順暢進行。

健康的人，鈣濃度會保持穩定。古代在重要的地方會設置很多的關卡，一一檢查過關者。細胞膜就好像關卡一樣，為了保持細胞內的狀態，必須要嚴格檢查入侵者。這就是鈣隧道。

由外界限制鈣，同時努力把進入內部不需要的鈣送到外界。細胞就好像漂浮在大海中的小船一樣，稍一疏忽不需要的海水（鈣）就會流入船內，而把進入細胞內多餘的鈣去除的唧筒，就是鈣唧筒。

⊙鈣濃度差消失時，身體的老化不斷進行

如果濃度差不能保持一萬倍，細胞內的鈣不能保持在適當狀態時，所有的細胞功能會減退，人體會老化，罹患疾病。

骨的細胞也不例外。製造骨的骨芽細胞的功能，以及破壞骨的破骨細胞的功能會減弱。一旦如此，骨骼無法遭到破壞，也許各位會認為很好，但是骨的破壞與製造是以密切合作的方式來進行的。當破骨細胞功能減退時，骨芽細胞的功能也減弱，製造骨的力量也會減弱。

因新陳代謝不活潑而引起的骨質疏鬆症，稱為低旋轉型骨質疏鬆症，是高齡者較常見的現象。

那麼，細胞內外鈣濃度平衡失調時，對荷爾蒙的分泌會造成何種影響呢？

以胰島素為例，進食時，血液中的葡萄糖濃度會上升。為了把葡萄糖當成能量來使用，因此一定要進入肝臟和肌肉的細胞中，所以需要胰島素。

鈣的濃度差

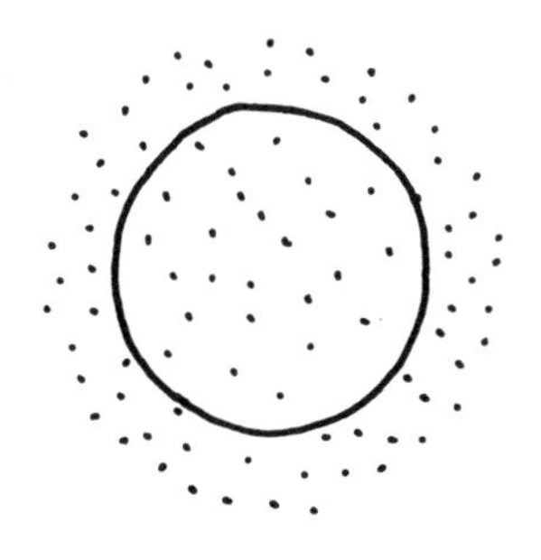

生病時細胞的內外有很多鈣

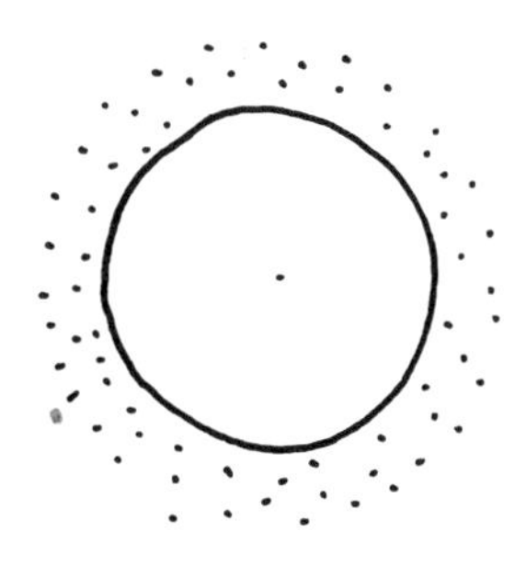

健康時細胞外的鈣較多，細胞內的較少

胰島素是血液中的葡萄糖增加的信號。當鈣進入胰臟之胰島的β細胞中時，就會分泌胰島素。與其他細胞一樣，β細胞中通常所含有的鈣為細胞外的一萬分之一。

但是，鈣溶入β細胞中，鈣濃度失去落差，雖然出現許多的葡萄糖，但是因為鈣已經由外界進入細胞內，無法掌握這情報，變換出明確的訊號來，因此胰島素的分泌不良，血液中的葡萄糖增多，引起代謝障礙，這就是糖尿病。

缺乏胰島素對於製造骨而言，也會造成不良影響，成為骨質疏鬆症的原因。

此外，一旦細胞內外的鈣濃度差消失時，肌肉伸縮無法順暢進行，掌管免疫的細胞功能遲鈍，對付細胞或病毒的抵抗力也會減弱。免疫異常就是骨質疏鬆症的原因之一。

一旦細胞內外的鈣濃度差消失，對於骨的影響極大。同時，對於身體的功能也會造成不良影響，引起成人病。

「副甲狀腺荷爾蒙」、「降鈣素」、「活性型維他命D」是體內鈣調節不可或缺的荷爾蒙

◎缺乏鈣時，能有所幫助的副甲狀腺荷爾蒙

◆副甲狀腺是最小的分泌腺

在甲狀腺上下左右有四個副甲狀腺，如米粒一般大，在體內是最小的內分泌腺。距今一百五十年前，英國的歐恩在大英博物館調查犀牛頸部標本時，發現在甲狀腺附近有四個非常小的硬塊，但是他不知道這些硬塊具有甚麼作用。

一八八〇年，發現人類副甲狀腺的瑞典的桑德斯特雷姆的報告，也沒有受人注意。三十年來一直埋沒在圖書館的書籍中。

德國著名病理學家雷克林格豪森，在一百年前察覺到骨破爛好像沒有骨的疾病，名之為纖維性骨炎（雷克林格豪森病）。這種患者的甲狀腺裡出現大的腫脹物。

實際上，是副甲狀腺腫脹，正常大小為米粒一般大，卻腫脹至有如拇指一般大。容積增加了幾千倍，而其產生的荷爾蒙量也是普通的幾千倍。察覺到這一點以後，他才發現到副甲狀腺荷爾蒙太多，會使骨破爛。

罹患這種疾病的骨有很多破骨細胞，破骨細胞聚集成塊，而骨遭到破壞（被吸收）以後，會有縫隙。這時，纖維增加，阻塞了縫隙。同時骨的礦物質減少，甚至可以用刀子切割，非常柔軟。

他所發現的疾病即副甲狀腺荷爾蒙分泌不止，所造成的原發性副甲狀腺機能亢進症，只要動手術去除腫脹的副甲狀腺，就能夠完全治好。

◆缺乏鈣的魚沒有副甲狀腺

健康的人的副甲狀腺荷爾蒙在鈣攝取缺乏血清鈣（血液中的鈣）值下降時，能夠成為幫助者。血清鈣值下降時，會危及生命，因此就要從骨中釋出鈣，維持血清鈣的正常狀態，這就是副甲狀腺荷爾蒙的作用。血清鈣恢復原狀以後，副甲狀腺荷爾蒙的分泌停止，則血液中的鈣不會再增加。這就是副甲狀腺荷爾蒙調節鈣的作用。

但是，副甲狀腺機能亢進症這種疾病，就是會不斷地分泌出副甲狀腺荷爾蒙，因此骨中大量的鈣溶出，而且血清鈣值不斷上升。

證明副甲狀腺荷爾蒙作用的最好例子就是魚。魚沒有副甲狀腺。原本魚在血液中就有一定量的鈣流通，理由何在呢？

答案是因為魚不會缺乏鈣。海水中有五倍於血液濃度的鈣。即使魚血液中的鈣缺乏，但是因為用鰓呼吸能夠吸收鈣，所以沒有副甲狀腺荷爾蒙作用發揮的場所，因此不需要副甲狀腺。

另一方面，呼吸空氣的生物包括人類在內，全都有副甲狀腺，即副甲狀腺是缺乏鈣的生物的內分泌腺。

追溯人類的一生，胎兒由母體取得鈣，因此沒有副甲狀腺荷爾蒙。但是在出生後不久缺乏鈣，所以副甲狀腺開始發揮作用。隨著年齡的增長，鈣缺乏的現象增大，因此副甲狀腺荷爾蒙的分泌量也增加。

原本女性的鈣攝取量較少，因為停經而使女性荷爾蒙雌激素減少，沒有骨的保護，因此副甲狀腺荷爾蒙的作用增強。

年紀老大以後，腎臟功能日減，很難製造出活性型維他命D，鈣的缺乏更為嚴重，更需要利用副甲狀腺荷爾蒙來調節鈣。

◆血液中的鈣不足時，會分泌副甲狀腺荷爾蒙

要調節血清鈣，需要使用儲存在骨中的鈣。骨除了支撐身體的作用以外，就好像銀行一樣，把鈣儲存在骨中，在必要時釋出至血液中。骨中蓄積了體內百分之九十九的鈣，因此有如國家的中央銀行一樣。

血液中的鈣濃度減少下降時，副甲狀腺迅速掌握這訊息，利用電流發出訊號，而分泌出副甲狀腺荷爾蒙。

副甲狀腺荷爾蒙對於骨發揮作用，就好像可以從銀行提款的提款卡一樣，能夠從骨中釋出鈣，使血液中的鈣濃度復原，即副甲狀腺荷爾蒙作用於骨，先由骨芽細胞把情報傳達給破骨細胞，破骨細胞破壞骨，使其溶入血液中。濃度還原以後，副甲狀腺又掌管情報，停止副甲狀腺荷爾蒙的分泌。

⊙鈣太多時，會發揮作用的降鈣素

◆降鈣素撒向破骨細胞時，破骨細胞立刻萎縮

在這世界上，有表裡、陰陽。關於血液中的鈣的問題，不只會不足，也考慮到

過剩時的對策。

當血清鈣值上升，甲狀腺的C細胞有電流流通，這時就會分泌出降鈣素荷爾蒙。這荷爾蒙與副甲狀線荷爾蒙相反，具有把鈣吸收到骨內的作用。

只取出一個破骨細胞，將降鈣素撒在破骨細胞上時，就好像在蛞蝓上撒鹽一樣，會立刻萎縮，停止破骨細胞的功能。停止鈣流出至血液中，調節血液的鈣量。降鈣素是能夠把鈣過剩狀態恢復為正常狀態的荷爾蒙。

魚沒有副甲狀腺，在鰓後體則有很多降鈣素，而且比人類甲狀腺的降鈣素更強。魚為了防止鈣過剩，而具備這項功能。因此我們想要治療骨質疏鬆症時，會使用鰻魚、鮭魚等的降鈣素，因為會比牛和豬的降鈣素更強而有效。

◆降鈣素是在鮭魚的甲狀腺發現的

發現降鈣素的是溫哥華大學的學者克普。

克普發現狗的甲狀腺和副甲狀腺（二者不可分離）有很多含鈣的血液流通，因此他把「從甲狀腺和副甲狀腺分泌的含有荷爾蒙的血液」抽取到小管內，注射到血管，循環於狗的全身。

當時已經了解副甲狀腺荷爾蒙的功能，所以克普預料到當時含有大量鈣的血液

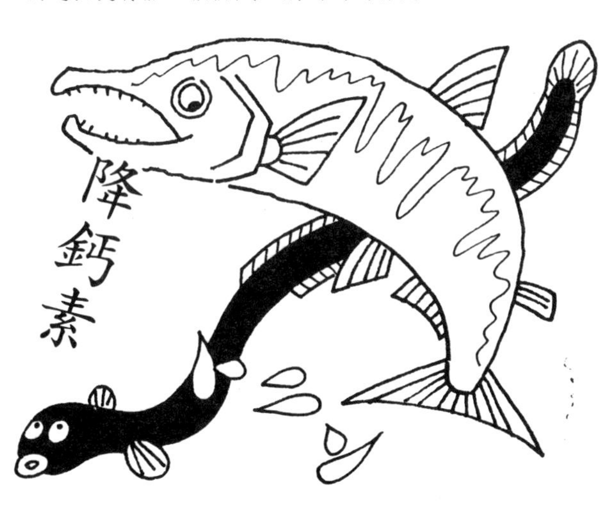

能夠阻止副甲狀腺荷爾蒙。但是，副甲狀腺荷爾蒙雖然停止分泌，可是血液中的鈣質卻不斷下降。而且比正常值更高的血清鈣，因為某種物質，而開始下降了。

後來，再一併切除狗的甲狀腺與副甲狀腺，結果下降的血清鈣又上升了。

因此，發現當血液中的鈣值太高時，甲狀腺或副甲狀腺會分泌出降低血清鈣的物質，使其恢復正常值。

這物質是從甲狀腺或副甲狀腺分泌出來的，卻不得而知。

克普看到幾千隻鮭魚從太平洋上溯哥倫比亞河，藉著往來於鈣較多的海水與鈣較少的河水之間的鮭魚來確認這物質時，發現鮭魚的鰓後體有這種物質存在。確認的物質就是由甲狀線所分泌的鈣調節荷爾蒙降鈣素。

◆會增加骨量的降鈣素

降鈣素阻止血液中的鈣流到骨骼中的方法，阻止破骨細胞的作用，停止骨的破壞。對骨而言是守護神，但是隨著年紀的增長，身體的鈣量減少，容易缺乏，所以副甲狀腺荷爾蒙發揮作用的場所不斷增加，調節過剩鈣的降鈣素卻減少。

因此，醫師治療骨質疏鬆症的方法，就是使用從魚類所取得的降鈣素，把降鈣素注射到骨質疏鬆症患者體內，能夠消除腰部與背部的疼痛，而且骨量明顯增加。

⊙幫助副甲狀腺荷爾蒙功能的活性型維他命D

◆維他命D在腎臟變成活性型維他命D

維他命D的發現歷史非常悠久，是由一位名為史丁波克的學者發現在皮膚經由紫外線，使前驅物質產生變化而製造出來的。而且因為這項發現而得到了諾貝爾獎。

但是，把維他命當成藥物來服用，待其產生實際的效果要花十餘個小時。所以如果認為維他命D在體內能夠直接發揮作用，也未免太掉以輕心了。此外，即使充分攝取維他命D，但是肝臟或腎臟不好的人，有的會出現類似佝僂病的骨的症狀。

美國的迪爾卡和英國的克吉賽克二位學者，認為維他命D進入體內可能會變成其他的物質，有助於腸吸收鈣。在一九七一年，終於發現維他命D在腎臟變為活性型維他命D。

活性型維他命D是具有強力維他命D作用的荷爾蒙之一，負責一些重要的任務。先是能夠促進腸管的鈣吸收，同時也有助於副甲狀腺荷爾蒙從骨骼中取出鈣。

食物中的鈣由腸進行吸收利用，是能夠確保體內鈣的全體量、骨骼中的鈣，以及血清鈣不虞匱乏的基本要件。要有效地活用好不容易攝取到的鈣，活性型維他命D是不可或缺的。

此外，副甲狀腺荷爾蒙最大的作用，就是從骨中溶出鈣，調節血清鈣。這時也需要活性型維他命D的幫助，因此在腎臟製造出活性型維他命D，甚至有時候這工作完全交給助手活性型維他命D來做，副甲狀腺荷爾蒙只能夠發揮小小的作用而已。

反之，腎臟功能不良，無法順利產生活性型維他命D時，則由副甲狀腺荷爾蒙發揮作用，取得二者的平衡。

此外，活性型維他命D能夠調節在骨髓製造的血液細胞和免疫細胞的功能，使免疫順暢發揮作用，保護細菌、病毒或其他異物的損傷。此外，一旦排泄掉的鈣也可以由腎臟再吸收時，形成活性型維他命D，與破骨細胞的生成有關。

◆活性型維他命D在體內會隨著加齡而減少

加齡以後，腎臟的功能減退，腎臟製造的活性型維他命D的量會減少。老人的食量較小，而且不喜吃油膩的食物，因此由食品中攝取維他命D的量會減少。曬太陽的機會減少，維他命D的材料也會減少。副甲狀腺荷爾蒙的分泌旺盛，因此無法順利製造出活性型維他命D。此外，女性荷爾蒙的雌激素分泌減少，也是降低活性型維他命D生成力的原因。

【與一生的骨變化密不可分的鈣】

⊙人類從受精的瞬間就接受鈣的照顧

鈣與人類誕生的神祕有密切的關係。

人類生命的開始就是受精（精子與卵子的相遇），結合的瞬間實際上是得到鈣的幫助。精子充分地成熟、運動，很有元氣地到達卵子處，需要鈣的幫忙。精子與卵子的周圍包圍著濃度為一萬倍的高濃度鈣。鈣不足時，這濃度降低，就無法成立受精。

好不容易懷孕以後，大家都知道在懷孕期間，鈣的補給很重要。要建立胎兒的骨骼，需要大量的鈣。

孕婦所吃的鈣由腸進入血液，透過胎盤送達胎兒處。一旦胎兒缺乏鈣時，母體就會大量釋出，因此孕婦缺乏鈣時，容易引起妊娠中毒症等併發症。

為了安產，必須確保骨盤與產道。這時必須由雌激素女性荷爾蒙和鈣互助合作，作為準備。此外，在缺乏鈣時，也無法規律正確地產生陣痛。

嬰兒平安無事地出生以後，餵予母乳。因為母乳能促進其腸內鈣質的吸收。

⊙加工食品無法培養強健的骨骼

兒童成長迅速主要是骨的成長，其長度與寬度與日俱增。將來骨會長大到何種程度（最大骨量），則因孩提時代的營養攝取方式，尤其是鈣的攝取方式，造成很大的影響。

戰後的飲食生活以牛乳和乳酪為主，學校的營養午餐每天都喝牛乳，因此能夠減輕鈣缺乏的程度。加上整體營養改善的效果，最近年輕人身材高大，很多子女都比父母親高。

反之，骨折與蛀牙的孩子增多，這也是事實。

雖然鈣的攝取量增加了，但是孩子要上學或上補習班，而少有戶外活動曬太陽的機會，因此無法合成維他命D，也無法吸收食物中的鈣。

每天的生活內容是讀書、看電視、打電視遊樂器，運動不足，無法鍛鍊骨骼，反射神經遲鈍。再加上母親不用心調理食物，讓孩子攝取過量會阻礙鈣吸收的磷較多的加工食品、點心，鈣排泄到尿中，吃太多過剩蛋白質食品，導致鈣不足。

請各位家長一定要考慮到孩提時代鈣的攝取方式和運動量，對於日後骨骼的健康會造成極大的影響。

⊙盡可能提高骨的顛峰（最大骨量）

人類到了二十歲時，身高的發育大致已經定型，而骨的強韌度則仍在發展中，距離顛峰期還很遠，還會不斷增強。

鈣攝取量與骨量的變化

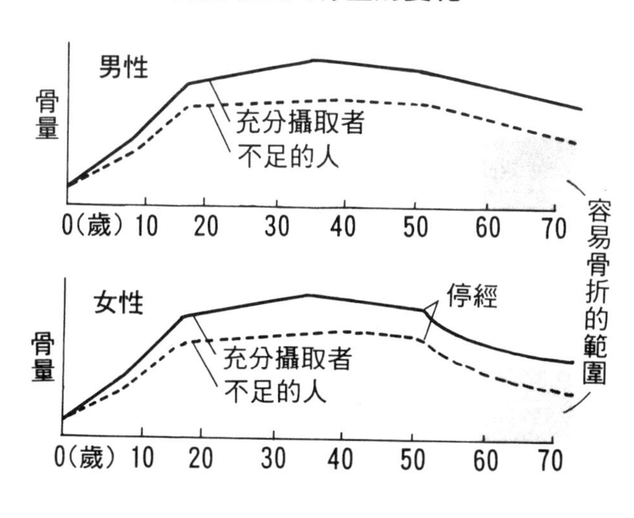

人類一生中最強最粗大的狀態，稱為最大骨量。男性和女性的最大骨量期為三十至四十歲以內。如果從外觀來看骨，當然是粗大、強壯，閃耀著光輝。

但是同是頂點，到達的程度因人而異，因性別而有很大的不同。從孩提時代營養均衡，而且充分攝取鈣的人，以及常常運動,給予骨骼刺激的人,到達點更高，骨質增加。

盡可能保持最大骨量，在到達顛峰期以前，盡可能不斷地往上提升。即使年齡增長以後，也能夠長期地保持強健的骨骼，才是獲得健康的祕訣。

如圖所示，顛峰期越高的人因骨質疏鬆症而骨折的危險更低。

年輕時播種，待年紀大以後，就能夠收穫。

⊙中高年齡者藉著鈣的幫助使骨量減少，抑制在最低限度

達到頂點的骨隨著年齡的增長會持續減少，這是自然的事情。這就好像不論性別都會出現的老化徵兆一樣，是無可奈何的事。不過，在此要強調的是對於女性較不利的有關骨方面的事。

更年期以後，女性荷爾蒙雌激素急速減少。雌激素直接保護骨骼，增強骨骼。同時也能使鈣的分泌旺盛，抑制骨的破壞。此外，與活性型維他命D的生成有關，或直接作用於腸，能夠促進腸對於鈣的吸收。

女性的骨髓過度依賴雌激素，因此隨著停經以後，雌激素減少，當然骨量會銳減。這變化不會長久維持下去，最多二至三年就會慢慢恢復自然減少的型態。

因此好好補充鈣質，把更年期以後暫時性的骨量減少抑制在最低限度，才是保護女性骨骼的重點。

次頁的圖是從年輕到年老為止，簡單地以上坡與下坡線條，來表示體內的鈣與荷爾蒙的變化。

體內的鈣與荷爾蒙的變化

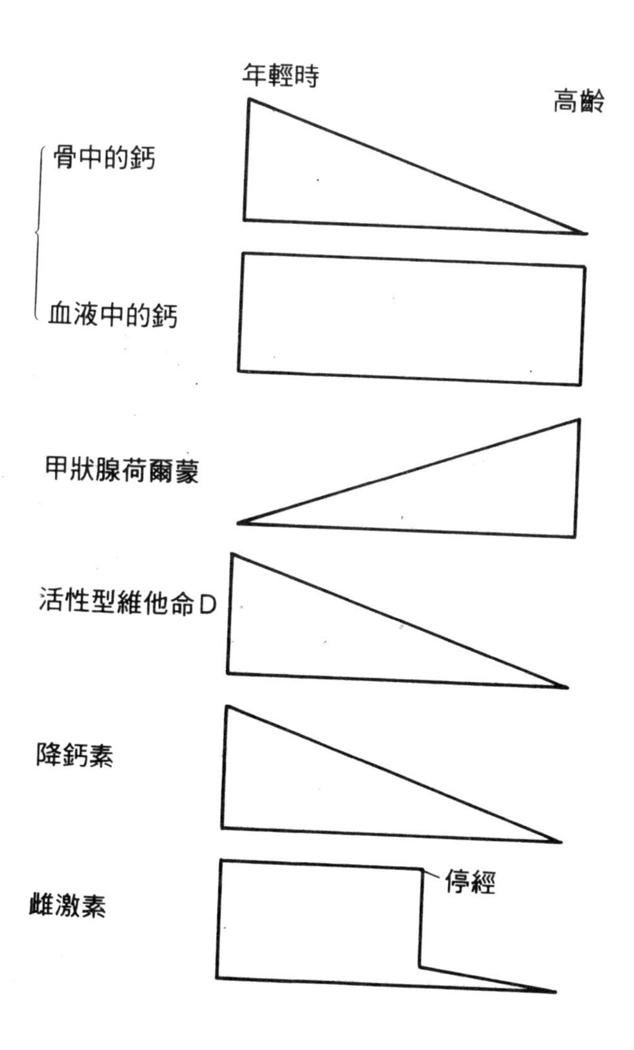

血液中的鈣與年齡無關，會一直保持穩定，但是骨中的鈣卻會隨著年齡的增長而逐漸走下坡。換言之，當血液中缺乏鈣時，副甲狀腺荷爾蒙會從骨中釋出鈣，因此副甲狀腺荷爾蒙與鈣的攝取量成反比，會大量分泌。

活性型維他命D會走下坡，這是因為隨著加齡腎臟功能減退，製造活性型維他命D的力量減弱所致。

待活性型維他命D減少時，腸對於鈣的吸收不良，副甲狀腺荷爾蒙的必要性就會增強了。

當鈣缺乏時，需要副甲狀腺荷爾蒙，卻不需要降鈣素，因此降鈣素會不斷減少，所以骨量也會遽減。

雌激素在更年期後會急速減少，因此活性型維他命D和降鈣素都會減少，加速骨量的減少。

由於缺乏鈣，導致骨周邊隨著高齡而產生各種變化。各種荷爾蒙發揮作用，想要防止骨骼減少卻無法防止。不論性別，隨著年齡的增長，骨會變薄變弱。

為各位講解骨量減少的構造，要預防骨質疏鬆症的重點何在。

【缺乏鈣不只會引起骨質疏鬆症，也會引起許多成人病】

◎高血壓和糖尿病都會受到鈣缺乏的影響

到目前為止，探討著骨與鈣的關係。鈣與身體其他的器官也有關，一旦缺乏會對全身造成影響。

鈣攝取量不足時，血液中的鈣濃度先下降。如果鈣濃度不穩定，人類無法生存，因此身體會溶解骨骼，拚命地彌補不足的部份。從骨中釋出的鈣充斥於原本不含有鈣的血管和腦中。鈣攝取不足時，體內反而會出現多餘的鈣增加的神奇現象。這種現象會成為高血壓、動脈硬化、心肌梗塞、糖尿病、失智症等的原因。而且，骨的疾病骨質疏鬆症也會同時進行，因此更需要注意。

先前也敘述過，人類的細胞含有骨的一億分之一的微量鈣，支持生命。一旦缺乏鈣時，這平衡瓦解，成為許多疾病的原因。

⊙鈣積存在血管壁會引起動脈硬化

◆硬化的動脈看來有如骨一般，是因為鈣的緣故

我們人體較硬的部份，一般人都會聯想到骨骼、牙齒、指甲等。實際上，當鈣積存在動脈時，動脈也會變硬有如骨骼一般。

看骨質疏鬆症進行的情形，從側面拍腰椎的X光片，就能夠了解骨的樣子。這時，主動脈卻沒有出現在X光片上，好像骨一樣，拍起來是白的。這就是引起硬化的主動脈的姿態。當血液中有鈣積存時，就會出現與骨相同的狀態。只是大家都認為膽固醇是動脈硬化的元凶，但是實際上即使膽固醇積存在動脈，動脈也不會變得很硬。大量的鈣和膽固醇的混合物積存在血管壁，才會造成問題。而且誘導者是鈣，完成者也是鈣。成分與石頭相同的鈣附著在動脈，才會使動脈硬化。

有人測量血管中的鈣量，發現量從五歲開始隨者年齡的增長，會直線增加。五歲兒童的血管沒有膽固醇，所以很明顯地動脈硬化最初的關鍵就在於鈣。

組成血管內壁的是稱為彈力蛋白，具有彈性的纖維。當鈣積存時，彈力蛋白會像橡皮一樣，變舊變硬，收縮不良。最後沒有反彈膽固醇的力量，膽固醇會大量積

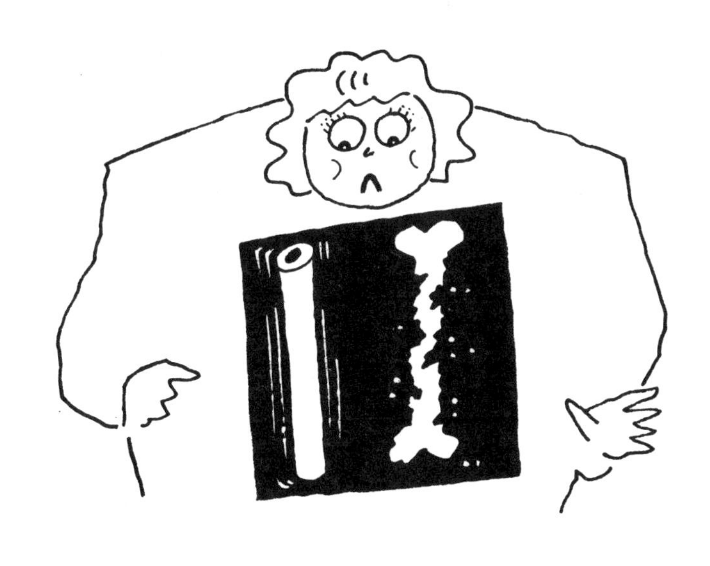

存。最後其實也是鈣在作祟。大量的鈣積存，由X片看到的血管，可以說是動脈硬化完成的血管。

有很多骨質疏鬆症患者都會有動脈硬化的現象。一方面是因為骨中的鈣不足而引起骨質疏鬆症，但是血管中卻附著了不需要的鈣，而產生這種矛盾的現象。

◆鈣缺乏使鈣積存的「鈣矛盾」

雖然鈣缺乏，但是血管中的鈣卻增加的神奇現象，稱為「鈣矛盾」。這名稱就是在做關於心臟功能的研究實驗中，先送沒有鈣的液體，但是突然送出含鈣較多的液體時，反而有害而使用的字眼。為了作一區別，也可以稱為「老化的鈣矛盾」。

英國的放射線科醫師耶爾凱雷斯，看了

很多老年人的X光片，發現骨質疏鬆症進行的人主動脈鈣積存的情形更為嚴重，而且出現動脈硬化的現象。換言之，當人類的鈣攝取不足時，為了避免血液中的鈣減少，因此會自動從骨骼中釋出鈣來調節。有如決堤一般，從骨中釋出的鈣會積存在血管中。

骨質疏鬆症者必須注意動脈硬化，動脈硬化者則必須注意骨質疏鬆症的問題。

◆鈣能夠保持血管的年輕，是不老長壽的妙藥嗎？

「人類會從血管開始老化，從骨頭開始老化」，這就是警告缺乏鈣的後果。反過來說，充分攝取鈣，努力保持年輕的血管與骨骼，全身就會變得年輕了。

老年人的鈣與維他命D的攝取量較少，運動量較少，很少曬太陽。加上腸的功能遲鈍，鈣吸收不良，因此與年輕的身體朝相反的方向進行。積極攝取鈣才是預防老化的最大祕訣。也許鈣是能夠達成人類永遠不老長壽的妙藥。

⊙鈣缺乏所引起的動脈硬化會導致心肌梗塞

◆即使不攝取膽固醇，也無法防止心肌梗塞

美國的飲食生活以肉食為主，含膽固醇的脂肪攝取過多，熱量攝取過多，運動

不足，因為肥胖而血清膽固醇值高的人非常多。其中有很多人在年輕而旺盛的年齡就引起心肌梗塞了。

心肌梗塞即心臟的冠狀動脈阻塞，因此心臟肌肉壞死的疾病。心臟內先決定出冠狀動脈輸送血液的範圍，因此冠狀動脈因為血栓而阻塞時，無法由其他血管來幫忙輸送血液。

因此，從動脈接受血液的心肌部份，由於血液無法流過來，就無法得到氧和營養而壞死。如果冠狀動脈的根部粗大的部份阻塞，問題非常地嚴重，因為其負責的範圍廣泛，所以甚至整個心臟都會停止跳動。即使能夠倖免一死，但是一部份的心臟壞死，容易陷入心不全狀態。

跟著美國腳步發展的日本，現在也有相同的恐懼，因此很多人積極地參與預防心肌梗塞的原因，動脈硬化。

血中膽固醇值較高的人較容易罹患心肌梗塞。實際上發作的人，其動脈有膽固醇積存，因此大家只認為膽固醇是壞蛋，而造成膽固醇沈著於血管的誘導者卻是鈣。

◆從骨中釋出的鈣召喚膽固醇進入血管中

在血管壁有稱為內彈性板的圍欄，能夠給予血管彈力，同時不讓對於血管有害的成分，例如：膽固醇等脂質進入血管內，能夠將其反彈回去，防衛血管壁。

但若這些圍欄出現一些縫隙時，鈣會偷偷地鑽入血管中，從內側召喚膽固醇，將其誘導到血管內。這就像希臘悲劇「特洛伊戰爭」的角色一樣。

前文中說過，鈣由於鈣矛盾而導致鈣缺乏時，血管內的鈣就會增加。進入血管內的鈣和膽固醇附著於血管壁，引起動脈硬化。因為動脈硬化而形成的血栓，成為心肌梗塞的原因。

心肌梗塞的人血液中的副甲狀腺荷爾蒙，以心肌梗塞程度越嚴重的人越高。副甲狀腺荷爾蒙會配合鈣的程度分泌出來，由此可知，鈣的缺乏度極強。

即使沒有血栓，也可能會引起心肌細胞壞死。這是因為心肌細胞中鈣增加過多，平衡失調所造成的。

鈣的弊端是因為鈣缺乏，使鈣積存在血管內而引起的。為了預防這種害處，一定要從食物中補給鈣質。

⊙腦血管障礙也是因為鈣缺乏的動脈硬化所引起的

腦血管障礙是國人最容易罹患的老人病。

腦梗塞是動脈硬化的可怕併發症之一，與心肌梗塞的構造相同。腦的血管阻塞，一部份的腦壞死的疾病，引起壞死的腦會變軟，稱為腦軟化症。

以前，國人腦溢血較多，與高血壓有密切的關係。腦的小血管壞死，無法忍受高血壓而出血，受到鈣質缺乏的影響作用非常大。因為壞死大都是大量的鈣進入細胞內而引起的。

暫時性腦虛血發作，指的是腦的血管暫時出現痙攣現象，血液循環不順暢，這也是鈣缺乏的後果。腦血管細胞中鈣增加時，容易引起痙攣。健康的人，有一天突然手腳無法動彈、說話，但是幾分鐘以後就會恢復原狀，就是這種情形。

⊙高血壓並非鹽分攝取過量，而是鈣缺乏所引起的

◆日本海測高血壓較多，全是因為鈣所造成的

高血壓與動脈硬化有密不可分的關係。罹患高血壓時，會促進動脈硬化。有動脈硬化時，高血壓會惡化，形成惡性循環而傷害血管。

高血壓的原因很多，以往過度強調食鹽的壞處。的確，食鹽攝取過多不好。一天攝取二十至五十克的東北地方的秋田縣和山形縣的人，改善飲食生活，減少食鹽

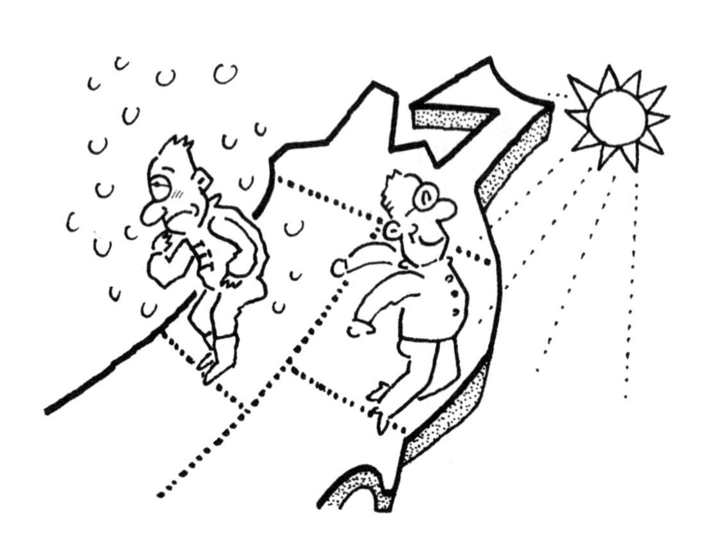

攝取量，腦中風明顯減少。由此可證明食鹽的害處非常大。

但是這些人在攝取鈉（食鹽）過多的同時，也不要忘了缺乏鈣這一點。

鈉攝取過量時，鈣會從尿中流失，再加上冬天下雪，很少曬到太陽，皮膚無法得到紫外線來合成維他命D，無法順利使腸吸收鈣，具有這些缺點。

同是吃鹹食，但是在下雪時間較少，日曬時間較長的太平洋側的岩手縣和宮城縣等，腦中風的人並不多。由此可知，鈣缺乏才是重點。

美國學者馬克龍指出，高血壓是由於鈣缺乏所致。根據馬克龍的調查，住在相同的環境中，目前罹患高血壓的人與沒有罹患的人，最明顯的差異不是鈉攝取過量，而是鈣缺乏。

尤其是高血壓，工作旺盛年齡層的男性，與相同年紀，沒有高血壓的人相比，鈣的攝取量非常少。關於鈉方面，高血壓者與非高血壓者並沒有很大的變化。

◆鈣進入平滑肌中，肌肉收縮，血壓上升

血管壁有平滑肌，這肌肉是利用腎上腺素與降腎上腺素等荷爾蒙和自律神經的命令，在必要時收縮血管壁，具有縮小血液通道的作用。藉著平滑肌的收縮，造成的血管痙攣是高血壓的原因，但是這痙攣在鈣進入平滑肌的細胞時，會強烈出現。

鈣缺乏，從骨骼中釋出鈣，而鈣充斥於體內進入血管時，平滑肌無法巧妙地掌握這情報，有時候會一直收縮而不會放鬆。血管狹窄，血液很難通過，心臟比平常更強力收縮，而血液藉著強大的力量使血管膨脹，因此導致血壓上升。

◆充分給予鈣的高血壓鼠，血壓不會上升

使用自然發症的高血壓鼠（天生高血壓的老鼠），在飼料中給予鈣的各種變化作實驗，確認鈣的作用。

首先是充分給予鈣的老鼠，雖然在遺傳上當然血壓會上升，但是只會上升一點點。如果飼料中的鈣量減少，引起鈣量缺乏狀態時，血壓會大量上升。

其次是去除老鼠的副甲狀腺，則血壓不會上升。理由大家都知道，副甲狀腺荷爾蒙在鈣缺乏時，為了保持血清鈣的穩定，由副甲狀腺分泌出來。從骨骼溶出鈣，多餘的鈣積存在血管，血管痙攣，血壓就會上升。去除了副甲狀腺，無法產生副甲狀腺荷爾蒙，當然不會從骨骼中溶出鈣，血壓自然也不會上升。

老鼠的實驗不見得適用於人體上，卻給予我們高血壓的預防與治療的方向。

◆攝取鹽分要適可而止，要充分攝取鈣

那麼，鈣是否有助於預防與治療高血壓呢？到目前為止，限制鈉（食鹽）佔治療的比重較大，但是馬克龍懷疑這種治療方式的效果。極力地限制鈉，甚至減少了鈣的攝取量，反而會有害。

鈉的攝取量適可而止，充分補給鈣，是目前最有效而安全的方法。但積極的健康法是即使鈉攝取稍多些，只要充分攝取鈣，就能夠抵銷其害處。

高血壓的治療藥是「鈣拮抗劑」。這是阻止多餘的鈣進入細胞內的藥，具有提高降壓效果。但若從食物中充分攝取鈣，或利用鈣劑補充鈣，也具有相同的作用。看似矛盾，但是多餘的鈣不會進入細胞內，血壓不會上升，所以食物中的鈣、鈣劑、鈣拮抗劑是同類。

⊙鈣能促進胰島素的分泌，使糖尿病好轉

◆糖尿病的關鍵掌握在胰島素中

糖尿病是最初尿中有糖，幾乎沒有其他的自覺症狀。偶爾會有口渴、倦怠的現象，容易受到忽略，待醫生說是糖尿病時，有很多人並沒有實際的感覺，但是這並非可以放任不管的疾病。

糖尿病進行時，體內的血管會引起動脈硬化，眼底血管破裂，眼睛看不到。腳的血管阻塞，前端腐爛，腎臟和神經功能會減退。

兒童和年輕人都會引起糖尿病，隨著加齡糖尿病會不斷增加，這也意味著糖尿病是一種成人病、老人病。和骨質疏鬆症、動脈硬化、高血壓一樣，很難和老化現象劃清界線。

糖尿病是胰島素、荷爾蒙分泌不足所引起的。

胰島素不足的情形很多，有的是完全分泌不出來，有的是太胖，胰島素的需要量增加，可是來不及分泌，量相對不足，或是胰島素的功能不全，或是在體內出現了阻礙胰島素的物質。總之，糖尿病的關鍵是掌握在胰島素中。

最近發現成人和老人的糖尿病現象，是分泌胰島素的β細胞中的鈣增加。目前認為這是阻礙胰島素分泌的原因，備受重視。

細胞中的鈣增加，相信大家都知道這是鈣矛盾的現象，是由於缺乏鈣而造成的。

胰島素是食物在體內消化，成為葡萄糖時，將其吸收至細胞內，當成熱量來利用所需要的荷爾蒙。

如果胰島素的功能不良，葡萄糖無法被利用，血液中的葡萄糖濃度增高。血液中的糖增高會漏到尿中，尿中出現糖，所以取名為糖尿病。

無法巧妙利用葡萄糖，對於脂質和膽固醇也會造成影響。血液中的膽固醇會增多，促進動脈硬化，所以糖尿病患者會出現動脈硬化的現象，理由就在於此。

◆胰島素是由鈣情報分泌出來的

胰島素分泌不足，為甚麼會使血糖值上升呢？胰島素是由胰臟的胰島β細胞所分泌出來的。為了分泌，首先β細胞需要知道「血糖很高，身體需要胰島素」。

負責傳遞這情報的就是鈣，由鈣將胰島素需要的情報送來，β細胞才會開始分泌的工作。

鈣要能夠把正確的情報傳達給β細胞，必須細胞內外保持一萬分之一濃度差。

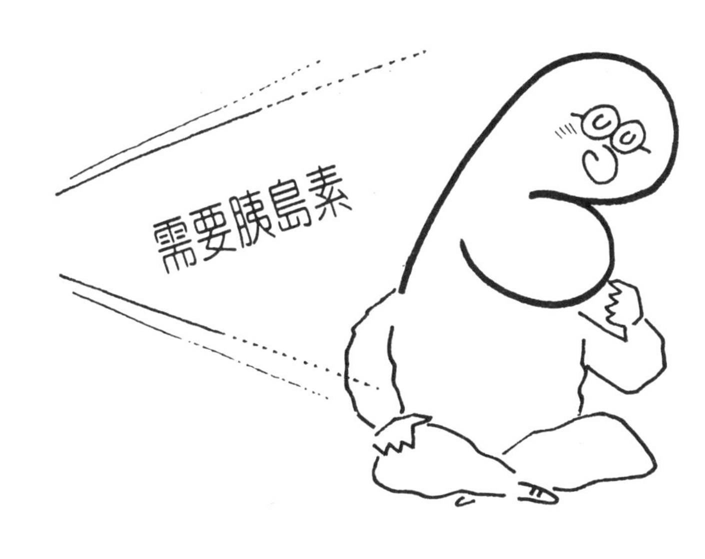

因為鈣缺乏而使這平衡失調，β細胞中進入多餘的鈣，β細胞的感度遲鈍，無法正確地掌握情報，因此無法分泌身體所需要的胰島素。血液中的葡萄糖不斷上升，而引起糖尿病。

老人的糖尿病大都是鈣缺乏而導致這種情形，因此只要利用鈣劑或活性型維他命D的補給，就能夠改善。

◆活性型維他命D與胰島素的分泌有密切的關係

維他命D在腎臟活性化以後，就稱為活性型維他命D，這荷爾蒙能夠提高腸內的鈣吸收，幫助食物中的鈣利用。

胰島素的分泌需要活性型維他命D，這是由美國學者諾曼證明的事實。

吃了不含有維他命D飼料的動物，胰島素分泌不良，但是給予活性型維他命D時，就能夠完全復原。

這是因為促進鈣的吸收，胰島素分泌所需要的情報傳達能夠正常進行所致。

此外，糖尿病患者骨骼較薄，容易罹患骨質疏鬆症，是因為缺乏鈣和維他命D所致。但是成人糖尿病患者中，肥胖者的骨骼反而會增強。

糖尿病最可怕的，就是因為併發症而導致眼睛看不見，神經功能遲鈍，腳發麻，腎臟功能不良，動脈硬化進行等等。

因為血糖高，細胞代謝改變，這也是併發症的一個原因。因為鈣缺乏，細胞中的鈣增加，很明顯地會使症狀惡化，所以預防糖尿病併發症的方法，就是要充分攝取鈣。避免引起鈣矛盾現象。

糖尿病的治療方面，一般人為了避免血糖值上升，都會嚴格限制飲食。但是鈣缺乏會使副甲狀腺荷爾蒙的分泌旺盛，如此一來，反而會導致網膜症、腎症、神經症等糖尿病的併發症加速進行，所以糖尿病患者進行食物療法時，也必須要多攝取鈣。

⊙肝臟受損時，鈣會溶入細胞中

肝臟疾病就是由病毒所引起的病毒性肝炎，以及飲酒過量所引起的酒精性肝炎、脂肪肝、肝硬化、肝癌等。此外，也會因藥物、化學物學而引起肝臟細胞受損，造成藥物性肝炎，其中最可怕的是吸收四氯化碳所引起的肝障礙。

因為病毒、酒精、藥物等而使肝臟細胞受損時，細胞膜的功能不良，細胞外的鈣會大量進入細胞中，即形成與正常細胞不同的細胞。

遺傳上免疫作用較強的人，會把這些細胞視為是由外界進入的異物，進行強力攻擊、破壞，連肝臟其他的細胞都遭到破壞。這就是一種自體免疫系統。有這種素質的人較容易引起肝障礙。

要防止鈣進入細胞內，當然要補充鈣。鈣對於免疫細胞正常化也有貢獻，所以是肝病治療中不可或缺的物質。

⊙腎結石也是鈣矛盾所引起的

結石即在體內形成有如石頭一般硬的物質。在任何器官所形成的結石，大都是由鈣所形成的，因此很多人會誤解「鈣攝取過量會形成結石」。實際上，這是因為缺乏鈣所引起的事態。

以腎臟為例來說明，當尿中有鈣沈澱時，就會引起腎結石。鈣沈澱是因為鈣大量出現在尿中，濃度變濃所致。腎結石患者的尿中的確有大量的鈣，但是這並非因為食物中攝取的鈣太多所致。

食物通過腸胃時，實際上有如在體外一般，直到被腸吸收以後，才會進入體內。鈣的吸收配合整個身體的需要，由荷爾蒙進行嚴格的控制（能動輸送），絕對不會引起攝取過多的害處。鈣缺乏時，就會由腸盡量吸收。如果足夠了，就不會吸收。

令人擔心的是不足時，由於鈣矛盾現象，從骨骼中釋出的鈣出現尿，而形成結石。這時，如果經由食物或鈣劑充分補充鈣，就不會引起腎結石。此外，從骨中釋出鈣，需要副甲狀腺荷爾蒙。但是原發性副甲狀腺機能亢進症這種疾病，會無限制地分泌副甲狀腺荷爾蒙，骨中大量釋出鈣，出現在尿中就會形成腎結石。

⊙老人性癡呆症也與鈣有關

◆腦是不可取代的重要臟器

老化的程度因人而異，具有個人差異，然而終究還是無法戰勝年齡。隨著肌肉與骨骼的衰退，漸趨嚴重的就是腦功能衰退的問題。

記憶力中，如機械式的記憶力，即背誦能力在小學時代達到顛峰期，然後就會逐漸衰退。但是以邏輯的方式思考事物，發揮更高等智慧的功能，則是隨著年齡的增長，會不斷增強。

但是隨著年齡的增長，的確容易健忘。一旦健忘時，對於日常生活造成不便，甚至形成一種疾病，即老人癡呆症。如此一來，體力衰退，會感染肺炎，也容易受到外傷。

腦血管障礙、心肌梗塞、癌等，以及失智症會是高齡化社會越來越多的疾病。但是目前仍不了解其本態。

最近，人工的腎臟透析、心臟起搏器等，人工臟器的研究非常進步。只有腦無法以人工臟器來替換。腦是人生所有經驗和記憶的累積，精巧的電腦也無法代替其作用。當無法取代的臟器功能減退時，所造成的影響無法估計。

記憶力是腦的一部份功能，還有情緒、慾望種種複雜的精神作用統合而形成人格。癡呆是腦的高等機能衰退，崩潰所造成的。當然也會妨礙健康。

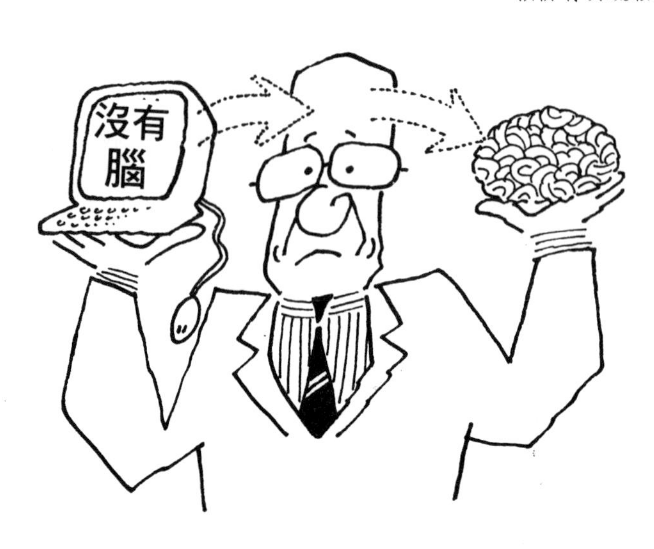

◆包含鈣的水使腦和肌肉萎縮

那麼，失智症與鈣有何關係呢？

由紀伊半島到關島的馬里亞納火山帶地區，而沿著馬里亞納火山帶的關島和紀伊半島的古座川流域，集體發生肌肉萎縮性側索硬化症。這是會出現類似失智症或巴金森病症的奇病。調查火山帶與此疾病的關連，發現共通的原因就是鈣的缺乏。

飲用水是雨水在地下時溶解鈣，進入口中時就會含鈣。

但是，在馬里亞納火山帶的岩石和土壤很特別，水中幾乎不含鈣，就好像是雨水一樣。

日本也是火山灰的土地，不含鈣。雨較多，沖刷掉鈣，所以河川中的鈣量較少。

所謂「水清則無魚」，即蒸餾水、雨水等沒有溶解出岩石和泥土成分之鈣的水，無法使魚成長。

水缺乏鈣，不只是飲水，連農作物、吃牧草的家畜的肉，都會受到影響。換言之，這些地區食物本身的鈣量較少，長期過著這種飲食生活所造成的影響，相信各位可以想像得到。

鈣缺乏時，副甲狀腺荷爾蒙會從骨中釋出鈣，充斥於體內，而引起鈣矛盾現象。受到積存於腦和脊髓的鈣的不良影響，會出現類似失智症的症狀。調查因這疾病而死去的人，發現其鈣含量非常高。

同時，鋁和錳等其他金屬含有量也增加，即鈣和這些金屬積存，導致腦和神經產生變化。

◆所有的老人都缺乏鈣

隨著年齡的增長，任何人的腎臟功能都會減弱。老化就有如「慢慢進行的腎不全」一樣，雖然不需要接受人工透析，但是老年人腎功能不良，所以缺乏製造活性型維他命D的力量。而且腸吸收鈣的力量也會減退。

當然，血清鈣缺乏，一旦缺乏為了彌補鈣，副甲狀腺荷爾蒙就會頻頻從骨中釋出鈣，因此使鈣積存在腦和神經。

腦的機能因為鈣而受到影響，容易引起失智症。實際上，已逝的失智症者的腦鈣含量增加。與關島和紀伊半島的肌肉萎縮性側索硬化症情形非常類似。

此外，失智的原因包括腦動脈硬化和腦軟化等，都是與鈣不足有關的疾病。早老型失智症患者血液中的副甲狀腺荷爾蒙值較高，這也表示鈣缺乏。所以鈣對於失智症的影響非常大。

失智症最令人困擾的症狀是譫妄，即從下午到傍晚時突然非常吵鬧，來回踱步或異常暴躁。一天二十四小時的離子化鈣質的變化，根據報告顯示，在這時候血中的離子化鈣最少。如果在此之前服用良好的鈣，就不會出現這些症狀，能夠安靜下來。這也說明在照顧失智症患者時，鈣有助益。

⊙免疫的強化需要鈣的幫助

◆鈣有助於預防感染症

先前敘述過，關於免疫的構造，巨大貪食細胞或淋巴球，藉著鈣的幫忙，才能夠知道病毒和細菌侵入體內。鈣能夠正確傳達情報，而使免疫細胞展現正確行動。

免疫功能對於一般的感染症、感冒、支氣管炎、肺炎、膽囊炎、腸炎。腎盂炎等，都會發揮作用。因此在事態還不嚴重時，就能夠治好疾病。

但是隨著年齡的增長，免疫力減弱。對於年輕人而言，沒甚麼大不了的肺炎，卻可能使老年人失去生命。這是因為傳訊者鈣的功能減弱所致，原因就是隨著年齡的增長，攝取鈣的能力減退。

鈣缺乏時，會引起鈣矛盾。負責免疫的細胞內有多餘的鈣進入，細胞內外的鈣濃度差減少，結果鈣無法將正確的情報傳達給免疫細胞，降低了免疫的功能。

◆細胞中的鈣異常也與癌有關

關於癌的研究，有日新月異的進步，但是還是有很多不明白的地方。因此與鈣的關聯也有不清楚的部份。但是目前了解的各點中，可以得到癌研究的新趨勢。

雖然鈣有助於順暢促進細胞的功能，因此細胞的分裂與增殖當然與鈣有密切的關係。如果沒有鈣，就無法進行細胞的分裂、增加與成長。

癌是某一天細胞突變，突然開始增加，而且不停地增殖。鈣的狀態出現異常時，就可能會產生這種情形。

異常，即副甲狀腺荷爾蒙突然不斷分泌出來的疾病。調查一百位原發性副甲狀腺機能亢進症患者，與一百位鈣與骨沒有異常的人的癌發生狀況，結果發現前者出現甲狀腺、乳腺、胃、膽囊等癌的比例非常高。

副甲狀腺荷爾蒙分泌過多，當然鈣會進入細胞中，就會使細胞的分裂與增殖異常旺盛。

腎臟不良而接受人工透析的人較多癌症患者，因為鈣缺乏，副甲狀腺荷爾蒙的分泌過於旺盛，而引起續發性副甲狀腺機能亢進症所致。

此外，副甲狀腺荷爾蒙分泌過多，會減弱免疫功能，也與癌有因果關係吧！

聽說「喝牛奶的人不會罹患胃癌」，這是因為平常充分補充鈣，因此癌不敢靠近。

充分攝取鈣和維他命D的人，也較不容易罹患大腸癌。

以上為各位探討成人病和鈣的關係，相信各位已經知道，鈣不是只對於骨質疏鬆症，對於許多成人病的預防和治療也是很重要的。

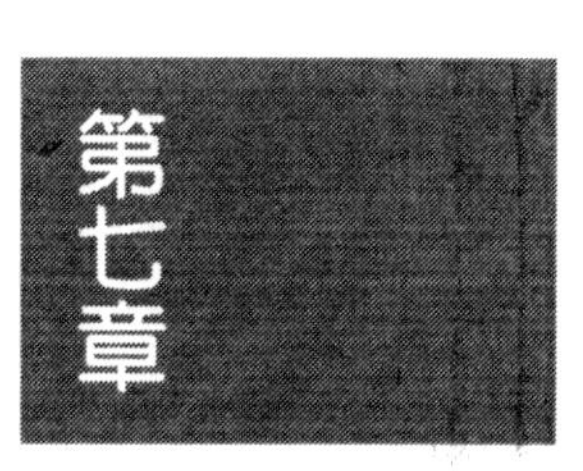

藉著飲食和生活預防骨質疏鬆症

攝取鈣較多的食品與營養均衡的飲食

◎積極攝取乳製品、大豆製品、小魚和海草類

◆鈣是國人最容易缺乏的營養素

到目前為止，是關於骨質疏鬆症的「理論篇」。骨質疏鬆症是何種疾病？如何產生的？哪一些人容易罹患？鈣、維他命與這疾病的關聯如何？相信各位都已經了解了。

骨質疏鬆症是任何人都可能出現的一種老化現象，但是千萬不要以為年紀大了，是無可奈何的事而放棄，這未免言之過早。經由你的努力就能預防與改善，最大的重點就是飲食攝取方式與生活方式。

要不罹患骨質疏鬆症，每天的飲食內容應當如何呢？又該攝取多少鈣和維他命較好呢？預防方面，應該要過著甚麼樣的生活較好呢？

飲食習慣對於人類的體格、健康、生活、人格的形成都會造成影響。

剛出生時只有三公斤的嬰兒，在長大成人以後，女性會超過五十公斤，增加的體重當然是個人所攝取的食物成為血和肉所造成的。骨也不例外，都是以自己所吃的食物為材料而製造出來的。

骨量的多寡與強弱，是否會罹患骨質疏鬆症，遺傳要素是不容忽視的問題，但是個人的長年飲食生活、飲食習慣，會造成不同的結果。骨質疏鬆症特別容易受到年輕時飲食生活的影響。

骨的成分包括有機成分蛋白質的膠原蛋白、纖維，以及蛋白多醣類，無機成分則包括鈣、磷、鎂、鈉、鉀等。

那麼，為什麼在這其中只重視鈣的問題呢？因為國人容易缺乏鈣這種營養素。

血液成分中，會成為問題的就是血紅蛋白中的鐵分，因為鐵容易缺乏，一旦缺乏之時，容易引起缺鐵性貧血，對身體的危害極大。

鈣也一樣，因為國人有慢性鈣缺乏的狀態。

◆只靠食物無法被吸收的麻煩營養素

我們知道缺乏鈣的後果，而拼命地攝取含鈣量豐富的食品，但是不見得我們所攝取的鈣都會吸收到體內。

鈣必須要離子化才能夠被吸收，是非常麻煩的礦物質。例如：送入口中的魚骨，只有在胃中離子化的鈣，才會被胃吸收到體內。如果這人不具有使鈣離子化的力量，則即使吃太多也無法為身體所吸收。

鈣有很多種，有的容易離子化，有的不容易離子化。不容易離子化的鈣即使大量被攝取，也不容易吸收，所以效率不彰。要儘可能選擇離子化的鈣，才是補給的重點。

但是最麻煩的是食物中所含的鈣。除了水和牛乳中所含的鈣以外，幾乎都不容易離子化，吸收率不佳。

而且國內的土壤屬於酸性土壤，水中的鈣含量非常少，為歐美的三分之一，世界平均的一半，因此，食品中所含的鈣量非常少。

我們住在這種環境中，更需要注意鈣的攝取問題。

⊙一天的所需量六百毫克，幾乎不夠

◆必要量因人而異，各有不同

家庭主婦在評估家計時，要知道一個月要有多少錢的收入才足以生活，必須合

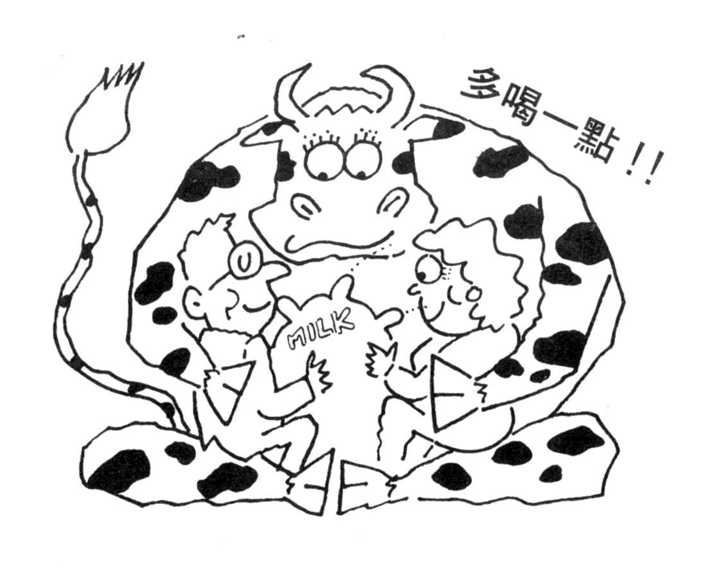

計所有的支出，來判斷如果收入與支出相同，或是收入還有些剩餘就足夠了。

調查鈣的必要量時，也一樣要調查其收支情形。隨著尿液或糞便排出體外的鈣，也要全部聚集起來，測定鈣含量。此外，當天所吃的食物也必須要聚集起來，分析鈣含量，這是所謂的「陰膳方式」。如果排泄物中的鈣比食物中的鈣更多，就會出現赤字。反之，較少則有剩餘。

鈣的必要量因人而異，各有不同，因此鈣的攝取量也不同。

身材高大者需要大量的鈣，腸功能不良的人因為吸收不良，所以要多攝取一些鈣。不能曬到太陽，缺乏維他命D的人也是相同的情形。運動不足的人鈣吸收不良，所以必須多攝取鈣。鈣的營養所需量必須考慮到個別的情況，所以雖然制定「一般成人一天大致所需的標準」為六百毫克，但是因體重的不同，有時候甚至需要七百五十毫克。要實際調查必要量，多增加百分之十五左右較好。

這是以體重一公斤，鈣吸收為零時的必要量是十毫克來計算的。但是，有的人認為應該是十五毫克。如果是十毫克，體重六十公斤的人為六百毫克，十五毫克則需要九百毫克。國人與鈣缺乏的鬥爭還在持續中呢！

觀察外國的鈣所需量，比利時為九百毫克，美國和加拿大為八百毫克。歐美的所需量很多，而開發中國家則比國內更少。

包括男女各年齡在內，國民一般的所需量，美國與我國之間並沒有太大的差距。不過，美國十三至二十五歲的年輕人，因為成長的關係，需要一千兩百毫克。國內卻只有六百毫克，有二倍之差。

◆最近阻礙鈣的要素增加了

成人一天所需的鈣量為六百毫克，但是國人的鈣攝取量通常為三百至四百毫克。六百毫克是非常高的數字。隨著飲食生活的提升，根據國民營養素的調查已經上升到五百毫克左右。

但是這數值最近卻有下降的傾向，令人感到困擾。

我認為最近國人的生活習慣、飲食習慣，有很多阻礙攝取鈣的習慣，因此，即使攝取同樣的量，在體內效果不彰，實際上攝取較少。

例如：飲食生活改善，蛋白質崇拜主義增強，蛋白質的攝取量增加。但是蛋白質攝取過量，卻會使鈣排泄尿中。考慮到這損失，所以大量攝取蛋白質的人，雖然攝取一天所需之鈣的必要量，可是還是會出現赤字。

鈉也是相同的情形。鈉出現在尿中，會連帶地也使鈣流失到尿中。通常國人喜吃鹹食，鈉攝取過多，這時就必須要增加鈣的攝取量。

壓力對於鈣的排泄會造成相當大的影響，像受傷或手術等直接傷害身體的壓力，或包括擔心的事務、緊張等的壓力在內，壓力會促進副腎皮質荷爾蒙的分泌，使鈣大量排泄至尿中。考慮到鈣耗損的情形，一天六百毫克幾乎是不夠的。

◆孕產婦和停經期的女性特別需要補充鈣

孕婦要製造胎兒的骨骼，授乳中的母親，母乳中必須有大量的鈣，因此一天六百毫克是不夠的，需要一千至一千兩百毫克。成長期的兒童骨骼不斷增大，當然需要鈣。如果想要像中學生一樣，有高大的身材，還是需要一千毫克的鈣。

更年期或停經期的女性，骨骼失去雌激素的保護，而腸對於鈣的吸收不良，六百毫克也是不夠的。

鈣的吸收與必要量，在世界上具有最先進研究的美國中西部的內布拉斯加州，奧馬哈的克萊頓大學的海尼博士和雷卡博士，認為中年以後的女性一天必須要攝取兩千毫克的鈣，否則收支無法成為零。這是因為隨著年齡的增長，腸對於鈣的吸收力減退，為了予以彌補，而要多攝取一些鈣。

博士等人在修道院之修女的協助下，訂立二十五年的長期計畫，研究人體到底需要多少鈣。

即使兩千毫克過於勉強，但是女性一生中每天要攝取一千毫克的鈣。對於保護骨骼而言，是必要的。

骨骼成長的兒童時代，結婚後懷孕、授乳時代；更年期以後，雌激素和活性型維他命D不足的時代，再加上家庭中的壓力，現在成人一天中所需的鈣量六百毫克，已經無法令人安心了。仔細想想，女性的一生可說是始於鈣，終於鈣。

我認為要預防骨質疏鬆症，女性一天鈣的所需量為一千毫克。當然，身材比女性更為高大的男性，攝取等量的鈣較理想。

⊙利用每天的飲食慢慢積蓄鈣

◆乳製品的鈣吸收良好，最適合補給鈣

如果你擔心將來罹患骨質疏鬆症，而腰痛、彎腰駝背，最好趕緊貯蓄鈣。

牛乳、乳酪、酸乳酪、冰淇淋、煉乳等乳製品，是含有豐富鈣的代表性食品，而且吸收良好，能夠有效地補充鈣。

一毫升的牛乳中含有一毫克的鈣，每天喝兩百毫升的牛乳，就能補充兩百毫克的鈣。喝四百毫升，當然就能多補充一些。

但是，國人尤以有一些老年人不喜歡喝牛乳，或是有乳糖不耐症的疾病，一喝牛乳就會下痢，或者肚子咕嚕咕嚕地叫。有很多不喜歡喝牛乳的人，都是潛在有這種體質的人，不能勉強。但是可以吃乳酪或酸乳酪，煉乳也含有比牛乳更多的鈣，是值得建議的食品。可以加入咖啡或紅茶中，在料理時也可以使用。

連骨頭都可以吃的魚，也是料理的寶庫。經常吃魩仔魚和小乾白魚，而小蝦的殼中也含有豐富的鈣，所以可以多利用蝦米等連殼都可以吃的蝦子。油漬沙丁魚或鮭魚罐頭中也含有很多的鈣，但是這些魚類的鈣含量雖多，可是體內吸收方面也不

及乳製品，要持續吃才能提升效果。

以前國人親近的海草也是鈣質含量豐富的食品，要多食用昆布、海帶芽、羊栖菜等料理。

蔬菜中也含有鈣質，但是像菠菜等含有草酸和肌醇六磷酸等，容易與鈣結合的有機酸的植物，鈣的吸收率非常差。

美國中西部奧馬哈雷卡博士調查菠菜的鈣吸收率，發現只有牛乳中鈣的十分之一。

此外，蔬菜的纖維有助於預防便秘，但是會加速食物通過腸內，所以就鈣的吸收而言，蔬菜並不好。但是某種高麗菜鈣的吸收良好，並非所有的蔬菜都是不好的。

大豆和大豆製品也含有相當豐富的鈣。以前國人沒有吃牛乳或乳製品的習慣，卻每天吃大豆或大豆製品的豆腐、納豆、味噌、豆腐渣等，藉此補充鈣質，所以攝取這些大家熟悉又容易吃的食品，也是祕訣之一。

不要只攝取一種鈣質含量豐富的食品，而要多攝取一些含有很多鈣質的食品較好。

含有鈣的食品

Ca＝鈣

根據「四訂日本食品標準成分表」

食品名		100g 中的鈣量	每一次		
			分量	標準量	Ca 量
牛乳、乳製品	普通牛乳	100mg	200g	1 杯	200mg
	乳飲料(咖啡)	60	200	1 杯	120
	乳飲料(水果)	40	200	1 杯	80
	酸乳酪(全脂無糖)	110	100	1/2 杯	110
	酸乳酪(全脂加糖)	130	100	1/2 杯	130
	冰淇琳(普通脂肪)	140	100	小 1 個	140
	脫脂奶粉(國產)	1100	20	3 大匙強	220
	乳酪(加工)	630	25	厚4mm2片	158
蛋	雞蛋(全蛋)	55	25	1 個	28
種子類	杏仁	230	30	中盤 1 盤	69
	芝麻	1200	5	2 小匙	60

	食　品　名	100g 中的鈣量	每一次		
			分量	標準量	Ca 量
大豆、大豆製品	大豆(生)	240mg	50g	中盤一盤	120mg
	豆腐	120	150	1/2 塊	180
	豆腐(絹濾)	90	200	1/2 塊	180
	煎豆腐	150	100	1/3 塊	150
	油豆腐塊	240	80	1/2 塊	192
	青菜絲油豆腐	270	90	1 塊	243
	油豆腐包	300	25	1 塊	75
	凍豆腐	590	20	大 1 個	118
	納豆	90	50	1/2 包	45
	豆腐渣	100	125	1 杯	125
	豆漿	15	200	1 杯	30
海草類	昆布(利尾昆布)	760	10	10cm 正方形	76
	昆布(薄片)	560	10	1/2 杯	56
	昆布(佃煮)	420	10	1 小盤	42
	羊栖菜(乾燥)	1400	10	1/5 杯	140
	海帶芽(乾燥)	960	5	1/4 杯	48
	海蘊(生)	100	50	1/3 杯	50

食　品　名		100g 中的鈣量	每一次		
			分量	標準量	Ca 量
魚貝類（生）	鰺魚	65mg	70g	中 1 尾	46mg
	海鰻	75	70	1 塊	53
	方頭魚	70	70	1 塊	49
	香魚	270	70	中 1 尾	189
	真鰮	70	70	大 1 尾	49
	鰻魚	95	90	1 串	86
	秋刀魚	75	100	中 1 尾	75
	泥鰍	880	50	小 10 尾	440
	鯡魚	100	100	中 1 尾	100
	海鰻鱺	220	70	1 塊	154
	若鷺	750	50	小 7 尾	375
	青蝦	120	50	小 10 尾	60
	蜆	320	20	1 中盤滿	64
	文蛤	140	30	中 3 個	42
	乾貝	49	70	2 個	34

食品名		100g 中的鈣量	每一次		
			分量	標準量	Ca 量
魚貝類(乾物)	鰺魚(剖開曬乾)	80mg	60g	中 1 尾	48mg
	真鰮(整個曬乾)	1400	25	5 條	350
	魩仔魚	530	10	1 大匙強	53
	秋刀魚(剖開曬乾)	60	100	中 1 尾	60
	柳葉魚(直接曬乾)	440	40	5 條	176
	去頭尾曬乾的鯡魚	190	80	2 尾	152
	鯡魚(剖開曬乾)	160	100	中 1 尾	160
	乾鱈魚	160	50	1 塊	80
	乾蝦	2300	10	1/2 杯弱	230
魚貝類(加工品)	魚粉	1500	10	1 小盤	150
	鱸虎(佃煮)	1800	10	1 小盤	180
	若鷺(佃煮)	1000	10	1 小盤	100
	蝦(佃煮)	1500	10	1 小盤	150
	鯽魚(甘露煮)	1200	30	1 小盤	360
	沙丁魚(油漬罐頭)	400	55	1/2 罐	220
	鰹魚(罐頭)	310	50	1/2 罐	155
	鮭魚(水煮罐頭)	150	50	1/4 罐	75
	秋刀魚(蒲燒罐頭)	250	85	1 罐	213
	蟹(水煮罐頭)	150	50	1/2 罐	75
	文蛤(罐頭)	230	50	1/3 罐強	115

	食　品　名	100g 中的鈣量	每一次		
			分量	標準量	Ca 量
蔬菜類	芥菜	110mg	80g	1/4 束	88mg
	高麗菜	43	80	小 2 片	34
	京菜	150	80	1/4 束	120
	小油菜	290	80	1/4 束	232
	茼蒿	90	80	1/4 束	72
	韮菜	50	80	1/2 束	40
	菠菜	55	80	1/4 束	44
	白菜	35	100	2 片	35
	蘿蔔(蘿蔔苗)	140	30	1 小盤滿	42
	蘿蔔(根)	30	100	中 6cm 分	30
	花椰菜	49	100	大 1 株	49
	四季豆	60	50	1 中盤滿	30
	秋葵	95	50	7～8 個	48
	毛豆	90	50	1 中盤滿	45
	蕪菁菜(鹽漬)	250	30	1 小盤滿	75
	京菜(鹽漬)	180	30	1 小盤滿	54
	蘿蔔葉(米糠漬)	170	30	1 小盤滿	51
	大芥菜(醃漬)	130	30	1 小盤滿	39
	野澤菜(醃漬)	170	30	1 小盤滿	51
	蘿蔔乾	470	20	1/2 杯弱	94

蛋白質、磷酸、鹽分、纖維攝取過量，會阻礙鈣的吸收

⊙蛋白質攝取過量，會加速鈣的排泄

◆好不容易吸收的鈣質卻排泄到尿中

為了骨骼的健康而積極攝取含鈣量較豐富的食品，是最理想的。但是阻礙鈣吸收的食品，其攝取量也要適可而止，這一點很重要。

其中之一就是蛋白質，大量攝取時，鈣會排泄到尿中。

例如：一天攝取六十克的蛋白質，吸收兩百毫克的鈣。但是吸收的鈣一百毫克會排泄到尿中，一百毫克會在體內發揮作用，增強骨髓。

可是如果一天攝取一百二十克的蛋白質，而鈣的吸收同樣是兩百毫克時，排泄到尿中的鈣量增加為兩百毫克，結果在體內沒有殘留任何的鈣。所以如果我說「蛋白質攝取過多，會使好不容易攝取的鈣全部被排泄掉」，也許很多人會感到驚訝。

但是蛋白質的確為營養的基本，營養失調是因為缺乏蛋白質所造成的。戰後長期糧

食缺乏期間，蛋白質的攝取成為最重要的目標，所以很多人認為「不可以攝取過多」的說法很難了解。但是蛋白質攝取過多，不只是骨骼，對於全身的健康都會造成不良影響。希望各位能夠了解這一點。

與營養不足的研究相比，有關營養過剩的害處研究還很遲緩。學者馬凱指出，蛋白質攝取過量對身體不好。

馬凱曾做老鼠長生的實驗，他認為營養失調會加速死亡，因此在飼料上不斷努力研究，避免蛋白質與維他命缺乏。但是他發現到給予老鼠太多的蛋白質，反而會加速其死亡。

於是，他減少蛋白質與熱量，結果老鼠雖然消瘦，失去皮下脂肪，肌肉力減弱，但是比起飽食的老鼠而言，卻更能夠長生。

減少蛋白質的效果，對於發育旺盛的老鼠最有效，的確能夠延遲成長，卻能夠長生。可是減少過多，在必要量的百分之五十以下時，幾乎會造成真正的營養失調，容易罹患感染症等疾病而早死，所以把必要量限制在百分之六十至百分之七十，是最好的狀況。

普通老鼠的飼料中，只含百分之一的鈣，但若加強為百分之二，就能夠使其長生。除了能夠增強骨骼以外，也不容易貧血。血液中的蛋白質增高，膽固醇值降低，肝功能和腎功能都能夠保持正常所致。所以充分攝取鈣，就能夠預防各種疾病，能夠長生。

老鼠的實驗結果，當然不見得能夠符合人類。但是類似人類的哺乳類動物，卻證明了蛋白質攝取過多的害處。這研究，也是對於身處於飽食時代的我們所提出的警告。

◆影響腎功能

如果蛋白質攝取量長期多於必要量，則腎功能會慢慢減弱，無法製造活性型維他命D。腸的鈣吸收能力不佳，鈣的不足情形越來越強，這時就會產生許多副甲狀腺荷爾蒙。

實驗證明蛋白質攝取過量的老鼠，副甲狀腺荷爾蒙不斷上升，最後加速死亡。限制蛋白質的老鼠，腎功能不會減弱。副甲狀腺荷爾蒙不會上升，能夠長生。

◆體重一公斤的蛋白質攝取量為一克以下

蛋白質中，大豆蛋白質具有特殊的作用。不像酪蛋白或其他的動物性蛋白質，即使攝取過量也無害。為了能夠有效地攝取鈣，不要偏重牛乳、乳製品。否則會有蛋白質攝取過多的危險性。因此還是要藉著大豆製品等各種食品，均衡地攝取鈣，才是最佳的補給方法。一天的蛋白質所需量體重一公斤攝取一克。如果是健康的中高年齡者，要控制攝取量。

⊙磷酸和鈣的比率以一比一最理想

探討鈣的吸收問題時，食品中所含的磷酸與鈣的平衡問題。磷酸和鈣的比率以一比一最理想，至多二比一，即磷酸量只能夠在鈣的二倍以下。

為甚麼呢？因為磷酸攝取更多的話，多餘的磷酸會在腸中與鈣結合，而阻礙鈣的吸收。原本鈣和磷酸是很容易與鈣結合的，一旦結合以後，就會形成磷酸鈣。就不會分離。即使大量攝取鈣，無法被吸收，就好像鈣的攝取量較少一樣。

此外，磷酸會阻礙在腎臟活性型維他命D的合成作用，會阻礙鈣的吸收。

我們平常所吃的食品如一六〇頁表所示，磷酸比鈣的含量更多。牛乳大致為一比一的理想比率，但是像精白米，鈣為一，磷酸為二十五，肌肉中則為七十。幾乎所有的加工食品為了提升保存性和味道，都會添加鹽酸鹽，所以不必擔心不足，反而應該擔心攝取過多。這一點和蛋白質非常類似。

食品中鈣與磷酸的比率

Ca＝鈣　P＝磷

品　名	Ca：P	品　名	Ca：P	品　名	Ca：P
羊栖菜	1:0.04	納豆	1:2.1	吐司麵包	1:6.2
蒟蒻	1:0.1	蘋果	1:2.3	鯡魚	1:7.4
荷蘭芹	1:0.3	豆芽菜	1:2.4	啤酒	1:8.0
梅乾	1:0.4	魚板	1:2.4	煮過的蕎麥	1:8.0
蘿蔔	1:0.5	大豆	1:2.5	馬鈴薯	1:8.4
高麗菜	1:0.5	青椒	1:2.8	秋刀魚	1:8.6
菠菜	1:0.5	松葉蟹	1:2.9	嘉鱲	1:10.0
檸檬	1:0.6	蛋黃醬	1:3.0	竹筒	1:12.8
洋蔥	1:0.6	蛋	1:3.0	烤火腿	1:16.3
蜆	1:0.7	小芋頭	1:3.1	鰺魚	1:16.7
豆腐	1:0.7	龍蝦	1:3.6	花枝	1:24.2
鹹沙丁魚乾	1:0.8	蒜	1:3.7	精白米	1:25.0
橘子	1:0.9	香魚	1:3.8	玉米	1:26.0
牛乳	1:0.9	蓮藕	1:4.0	虱目魚	1:27.1
胡蘿蔔	1:1.0	桃	1:4.3	鰹魚	1:27.5
蔥	1:1.0	香蕉	1:4.6	牛肉	1:47.5
奶油	1:1.0	香菇	1:4.9	豬肉	1:47.5
萵苣	1:1.2	烏龍麵	1:5.0	鮪魚	1:56.0
甘藷	1:1.7	番茄	1:6.0	雞肉	1:70.0

（根據四訂日本食品標準成分表）

磷酸的影響並不很嚴重，但是放任不管會加速鈣的缺乏。和蛋白質一樣，絕對不能攝取過多，必須進行控制。

清涼飲料中含有大量的磷酸，偶爾喝喝還無妨，但若當水喝會導致鈣缺乏。為了方便而吃速食食品或加工食品，也會攝取過多的磷酸而導致鈣的缺乏。

磷酸與鈣的比率表一定要牢記在心，設計菜單的時候，考慮食品的組合。長期下來就會造成很大的差距。

⊙食品的鈉會把鈣帶到體外

一般人都知道高血壓患者不能攝取太多的食鹽，對於鈣而言，食鹽攝取太多也不好。因為食鹽中的鈉排泄到尿中時，也會一起把鈣帶走。原本就很少的鈣卻因為多餘的鈉而被排泄掉，帶到體外。對於骨骼的健康而言，會造成嚴重的影響。

國人喜吃鹹食，尤其在寒冷的東北地方，為了能夠長期保存而常吃鹽分較多的醃漬菜或鹹魚，在全國是鹽分攝取量最多的地方。雖說一天要攝取十克以下，但是很難遵守這規定。

因為下雪的緣故，日照時間較少。東北地方尤其日本海側的縣市，容易罹患骨質疏鬆症。

今後在高齡化社會中，骨質疏鬆症會增多。與現在的高血壓一樣，恐怕「如果擔心骨質疏鬆症，就要減鹽」的話題會非常普及。

以前，秋田縣的減鹽宣傳口號是「喝牛乳」，但是不僅如此，也要改善在料理中積極使用食鹽的壞習慣。由於不斷地宣傳而達到效果，得到了成功。此外，根據調查報告顯示，大量攝取牛乳或乳製品的地區，食鹽的攝取量較少。

活用牛乳與乳製品，再加上減少食鹽量，就能夠補充鈣。

對於骨質疏鬆症與高血壓的預防而言，具有一石二鳥的效果，應該要加以利用。談到牛乳、乳製品，大家都會想到麵包食，但是傳統飲食再加上乳製品，吃起來非常美味，對於醃漬菜等食物的要求就會減少。

◎攝取食物纖維，也要多攝取鈣

戰後，長期缺乏糧食的時代中，認為食物要選擇容易消化吸收，具有營養價值者。在這一點上，食物纖維沒有營養，而且會迅速通過，因此被視為消化不良，不需要的物質。

不過，現在食物纖維被視是不可或缺的第六營養素，具有治療便秘的效果，同時能夠預防成人病，有非常重要的作用。

纖維能夠增加排便量，縮短腸的通過時間，能夠預防便秘。此外，能夠增加腸內的益菌，抑制有害物質的發生，能夠預防大腸癌。纖維也能夠阻止膽固醇的吸收，對於各種成人病都有好結果。

但是，纖維有如雙刃劍一樣，對於鈣而言並不好。

為甚麼呢？因為會加速食物通過腸的速度，使鈣的吸收不良。因此若果常攝取大量的食物纖維，會導致鈣缺乏。對於骨骼而言，也會出現危險狀態。

難以兼顧，的確令人感到困擾。因此，如果攝取了含有纖維的食物，則必須多攝取一些鈣質，這是最好的作法。

纖維含量較多的食品主要是蔬菜，蔬菜會阻礙鈣質的吸收，有的則不會。和纖維一起存在，容易與鈣結合的有機酸（草酸）和肌醇六磷酸，會阻礙鈣的吸收，因此骨量減少的人，要控制含有這些成分的蔬菜攝取量。

要巧妙使用維他命D和砂糖幫助鈣的吸收

並非世間都是敵人，無法得到解救。實際上，鈣也有一些同志，有助於鈣在體內的吸收。為了能更有效地使用缺乏的鈣質，應該要在食品中巧妙活用這些同志，提高鈣的吸收率。

幫助鈣吸收的營養代表就是維他命D。維他命D的原料是7，脫氫膽甾醇，大量存在於魚或肉的肝臟、奶油、蛋黃、魚肉、牛乳中。這些食物的成分被吸收以後，在皮膚曬到日光中的紫外線，就會成為維他命D_3。

此外，蕈類中所含的麥角甾醇物質在紫外線的照射下，也會製造出維他命D。這些是維他命D_2。

進入體內的維他命D首先接受肝臟酵素作用，而活性化，在腎臟成為活性型維他命D。活性型維他命D在十二指腸能夠促進鈣的吸收。

砂糖也能幫助鈣的吸收。乳糖特別好，果糖和普通的砂糖也具有很好的效果，因此在美國經常使用含有鈣的橘子汁。

一般的印象認為砂糖會阻礙鈣的吸收，但是根據新的實驗發現，反而能夠幫助鈣的吸收。

此外，蛋白質攝取過量會使鈣排泄到尿中。蛋白質中的「蛋氨酸」和「半胱氨酸」等的含硫氨基酸才有這些作用。

同是氨基酸，但是鹼性氨基酸「賴氨酸」反而有助於鈣的吸收。當然，要吃只含賴氨酸的食品是不可能的，但是牛乳或大豆中的含硫氨基酸較少，賴氨酸較多，而且含有豐富的鈣，可以食用。

食物含有各種成分，每一種食品都是雙刃劍。由於國人的個性非常認真，如果聽說「喝牛乳有助於補充鈣質」就會拼命地喝牛乳，但是這麼做反而會使重要的優點都消失了。

以鈣質含量豐富的食品為主，還是要使用其他的食品，取得營養的均衡。對於健康而言，是必要的作法。

「無法只靠食物補充時，可以利用鈣劑」

⊙骨骼特別脆弱的人，要儘早採取預防對策

現在正流行的說法是「豐富中的貧困」，這說法可以使用在居住環境、精神餘裕、人情等等。對鈣而言，這也是吻合的表現。在物質豐饒的時代中，鈣的攝取量卻徘徊在飢餓線上，令人感到不可思議。由於蛋白質等其他營養素太豐富，反而使鈣的使用方式，以及排泄到尿中的速度都加快，而造成悲劇。

鈣劑並非每個人都需要的物質，但是討厭喝牛乳或乳製品，或是無法攝取很多的人；動過胃部手術，食物無法充分消化吸收的人；或是動過卵巢手術的人，容易腰痛的人；以及家人中有罹患骨質疏鬆症的人；身體無法活動的人、特別瘦的人等等，巧妙活用，方便又有效。

鈣劑有很多，有些是醫生處方的藥劑，有些是藥局販賣的藥劑，大都是當成營養補助食品來販賣。鈣不會單獨存在，一定會有一些伙伴一起並存，藉此可以分類如下：

①酸性鈣、鹼性鈣　直接服用會造成強酸性或強鹼性，再加上鈣的熱（與水結合時，會產生熱）在胃中覺得熱熱地，覺得不舒服。不適合當成藥物使用。

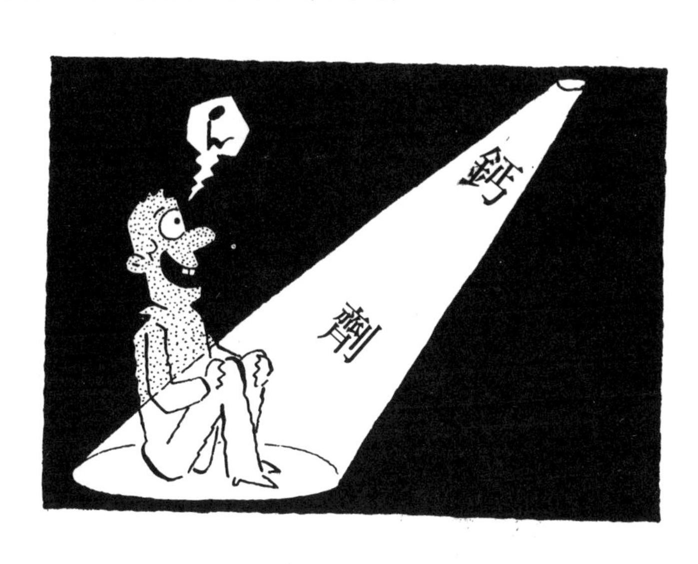

②碳酸鈣　雞蛋殼或貝殼磨成粉，其中含有很多的鈣，無磷，也沒有酸性鈣和鹼性鈣的弊端。在歐美主要使用這種鈣劑。此外，把螃蟹殼磨碎，也可以當成鈣劑來使用。

因為很難離子化，所以不容易被吸收。但是在一克的碳酸鈣中，一半是鈣。為了攝取一克的鈣，如果能夠攝取二克的碳酸鈣，就能夠發揮效果。

③磷酸鈣　由獸骨或魚骨製造出來的鈣。人骨的鈣是磷酸鈣，因此很多人認為是最好的。但是因為含有很多磷，一旦磷與鈣結合，就不會分離，會阻礙鈣的吸收，所以不適合當成鈣的補給劑。

要攝取一克的鈣，需要攝取三克的磷

酸鈣。

④乳酸鈣、葡萄糖酸鈣、天門冬氨酸鈣 這些是有機鈣化合物。不會刺激胃，能夠安心服用。但是大部分是有機酸，一克中只含有七分之一至十一分之一的鈣，即要攝取一克的鈣，要服用七至十一克。

⊙有效的活性吸收型鈣

以新鮮的螃蟹殼為原料，利用特殊的方法通電，提高吸收性和體內有效利用率，製造出來的活性吸收型鈣。易溶於水，離子化率非常高的鈣劑，由神戶大學第三內科、國立療養所兵庫中央醫院、葛城醫院進行臨床實驗，發現效果極佳。

例如：副甲狀腺荷爾蒙缺乏，而維他命D功能不良。血清鈣值較低的患者投與活性吸收型時，比起碳酸鈣劑而言，很明顯地吸收性更好，血清鈣值上升近乎正常值。

換言之，活性吸收型鈣在沒有維他命D的時候，可以被吸收。這是其他的鈣劑與食品中所含的鈣沒有的優點。

為什麼活性型吸收鈣容易吸收呢？理由如下：

維他命D促進鈣的吸收，在腸中的十二指腸和空腸（小腸前半部）吸收鈣，然後從空腸到回腸持續吸收鈣。這段期間，螃蟹殼中所含的鈣、蛋白質結合，保護鈣。藉著鈣矛盾的作用，緩慢地下降到腸中。即使沒有維他命D，腸整體也不會阻礙鈣的吸收。

維他命D缺乏是因為①副甲狀腺機能減退症，導致無法刺激副甲狀腺荷爾蒙，製造活性型維他命D時。②因為慢性腎不全，腎臟無法製造活性型維他命D時。③隨著年齡的增長，腎功能減退，無法製造活性型維他命D時。④無法曬到太陽的紫外線等各種原因。這些維他命D缺乏時，仍然能夠吸收良好的鈣劑，當然是一大佳音。

活性吸收型鈣服用的效果，包括①使續發性副甲狀腺機能亢進症患者的血清鈣質上升，抑制副甲狀腺荷爾蒙的分泌，使其正常化。②對於因為老年而骨量顯著減少的患著，具有增加橈骨骨量的功能。

以往的鈣劑「難以服用」為其缺點，而這活性吸收型鈣劑則非常美味，容易服用。

服用鈣劑的秘訣，即在飯後，食物還停留在胃中時就要服用。

鈣食品

這些商品可在藥局買到，在營養輔助食品販賣店也買得到。目前，正在治療疾病而服藥的人，服用鈣劑之前務必要和醫生商量。鈣食品不是藥物，一定要閱讀說明書，正確使用。★①～⑥在藥局，☆⑦～⑱在藥局或營養輔助食品店可以買到。

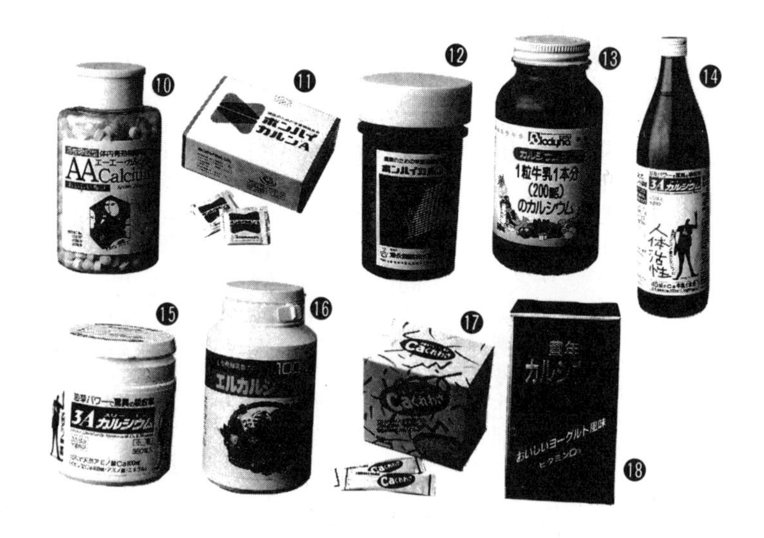

☆⑩エーエー・カルシウム　梅味(粒)　約600粒　¥2,800　KK大木
☆⑪ボンハイカルンA(粉)　90包　¥3,000　湧永製藥KK
☆⑫ボンハイカルンT(粉)　900粒　¥3,300　湧永製藥KK
☆⑬ビオディナカルシウム200(粒)　60粒　¥2,200　大正製藥KK
☆⑭3Aカルシウム(液)　900mℓ　¥2,700　フジックスKK
☆⑮3Aカルシウム(粒)　380粒　¥3,000　フジックスKK
☆⑯エルカルシウム(粒)　1150粒　¥3,800　KKウメケン
☆⑰Caくれわざ(粉)　120g(60包)　¥1,500　KKサンウエル
☆⑱豐年カルシウム(粒)　150粒　¥1,900　KKホーネンコーポレーション

（價格是1995年1月的調查）

鈣劑與

如果無法藉著飲食充分補給鈣時，為了預防骨質疏鬆症，可以利用市售鈣劑及添加鈣的食品來補充鈣。營養輔助食品包括顆粒狀、粉狀、粒狀、液狀等各種形態，為各位介紹其中數種。

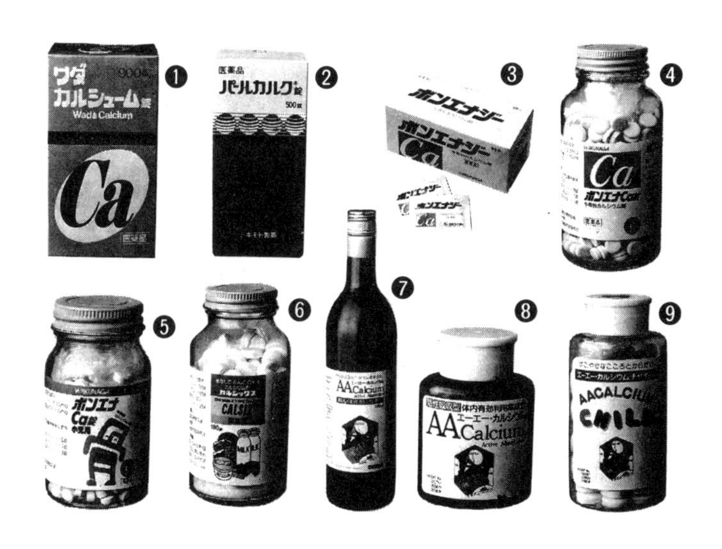

★①ワダカルシューム(錠)　900錠　￥3,200　ワダカルシウム製藥KK
★②パールカルク(錠)　500錠　￥2,800　御木本製藥KK
★③ボンエナジー(粉)　90包　￥2,800　湧永製藥KK
★④ボンエナ Ca錠(錠)　270錠　￥2,800　湧永製藥KK
★⑤ボンエナ Ca錠小兒用(錠)　450錠　￥1,980　湧永製藥KK
★⑥カルシックス(錠)　180錠　￥1,800　大正製藥KK
☆⑦エーエー・カルシウム(液)　720mℓ　￥2,800　KK大木
☆⑧エーエー・カルシウム(粒)　約380粒　￥2,800　KK大木
☆⑨エーエー・カルシウムチャイルド(粒)　約90粒　￥1,800　KK大木

控制嗜好品的攝取，適度曬太陽，養成活動身體的習慣

⊙日光是預防骨質疏鬆症不可或缺的要素

對於骨的健康而言，日光具有極大的力量。只要由英國的「佝僂病」發生例，就可以了解了。

提到英國倫敦，大家都會聯想到拿著傘的紳士，即這是經常下雨的地方。尤其是冬天幾乎都被厚厚的雲層蓋住，看不到陽光。明治大文豪夏目漱石到倫敦留學時，據說罹患了神經衰弱症，也許這與黑暗而寒冷的冬天有關吧！除了自然的日照不足以外，再加上產業革命時，街頭被工廠冒出的黑煙覆蓋，根本看不到陽光。

農民到工廠去工作，由農村生活改變為密集的都市生活，曬太陽的機會更少了。

在自然與社會狀況的變化中，英國的孩童佝僂病激增，骨變軟。成長期的兒童骨骼彎曲，身材矮小。由於缺乏維他命D，鈣無法被吸收而導致這種疾病。不只是

英國，在國外，尤其是北國的人，根據本能知道要預防疾病，曬太陽是很重要的。在短暫夏季期間，街上都沒有人，大家都不工作，而跑到海灘去享受日光浴。

向工蜂一樣工作的日本人無法取得休假，終年沒有曬到陽光也不會覺得不便。但是，日照時間較少的北日本和住在日本海側的人，因為不會下意識地多曬太陽，很容易罹患骨質疏鬆症。

有人擔心曝曬過度會罹患皮膚癌，但是為了預防骨質疏鬆症而做日光浴，當然不需把身體曬傷。天氣好的時候，到附近散散步，或在日常做家事時曬衣服，或在庭院中打掃、除草等，積極做這些工作，就能夠曬到太陽。這時，不需要特別露出肌膚，只要穿普通的服飾即可。

不過，隔著玻璃曬到的陽光紫外線較少，在寒冷的季節一定要多到戶外去，享受日光浴。最近也有紫外線能夠穿透的特別玻璃，所以老年人可以待在有玻璃的陽光室曬太陽，就不必擔心感冒的問題了。

曬太陽不只能夠幫助維他命D的生成，同時也能放鬆精神，覺得輕鬆。養成曬太陽的習慣，對於身心都有助益。

⊙勤於活動身體，從各種方向刺激骨

提到「為了預防骨質疏鬆症，就要多做運動」，大家就會聯想到電視轉播的各種運動，有的人會認為「我根本辦不到」，這是錯誤的想法。

我所說的運動，並不是特別跑、跳的運動，只要在普通的生活中「勤於活動身體」就好了。

前面也說過，在世界上最不可思議的，就是日本人骨骼的強健度，不論用各種方法測量骨，會發現其比歐美人的骨較薄、較小，密度較低。可是，為什麼骨折的發生率較低呢？

根據某項調查，比較股骨頸部骨折的件數發現，日本一億二千萬人口中，每年有五萬人會罹患骨折，但是美國的人口為日本的二倍，每年骨折件數達二十五萬。換言之，骨折發生率為日本的二．五倍。骨的密度較低、鈣攝取量不足的日本，為何表現得如此堅強呢？其神秘性備受世界矚目。

仔細想想，最可能的關鍵要素，就在於運動量的不同。並不是說運動量的多寡，而是在日常生活中勤於活動身體，不斷對骨骼施加壓力所致。

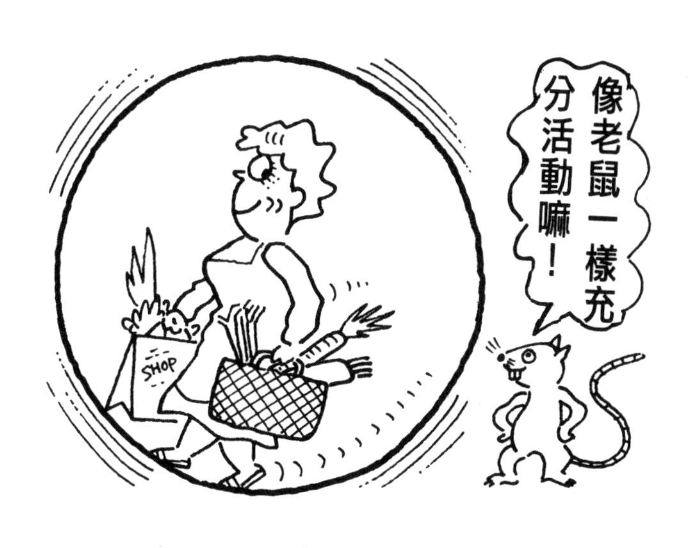

這個調查對象，是骨骼強健的日本人當中，六十歲以上過著典型日本式生活體驗的人。經常將棉被拿上拿下，經常開窗戶，用掃把掃地，用刷子刷衣服，不使用電化製品煮飯，跪在榻榻米上的正坐生活，走路購物、逛商店、拿沈重的行李、用自己的腳上下樓梯等，甚至使用蹲式馬桶，藉由這些動作，能夠不斷地活動身體。

分析這些動作，發現能夠從各個方向將具有所有強度的力量加諸於骨骼，而且一天重複這些動作好幾次，持續幾十年，就能夠鍛鍊骨骼。

在現代電氣化、合理化、西式化的生活當中，想要模仿這些方式，有點勉強，但是下意識增加步行的量，應該是能夠做到的。不使用車子、升降梯、電梯，藉由做家事來鍛鍊骨骼，偶爾拿一些重物，在車上不要一直採取坐姿，這些都是很好的鍛鍊方法。即使沒有努力做運動，只要在日常生活中下一點功夫，也能夠達到與運動相同的效果，如此就能夠增強骨骼。不要吝惜勞力，要充分的活動身體，才能夠確保將來骨骼的健康。

當然，除此之外，慢跑、打網球、門球、高爾夫球等也不錯。游泳能夠強化肌肉，也有助於骨骼的強化。但是這些運動只能夠強化手腳的骨與背骨，效果不及走路、跑、跳。

最好能夠從各種方向刺激骨骼。與其短時間從事劇烈的運動，還不如花較長的時間來做運動，才能夠有效地強化骨骼。

孩提時代持續做運動，提高最大骨量，充分儲備骨中的鈣質，就能夠有效地預防骨質疏鬆症。此外，更年期的女性，也要積極地活動身體，藉此能夠避免骨量的減少，而且擁有敏捷的身手，不易跌倒，也能夠預防骨折。

⊙迅速消除會提高鈣排泄的壓力

對於骨加諸力量，不必區別工作或運動。在工作時走路、站立、拿東西，就好像做運動一般，對骨而言，都是很好的刺激。不過，因為職業的不同，也許無法自行選擇活動的方式，感覺十分的不便。在工作場所，因為每天反覆進行相同的動作，持續給予骨骼偏差的刺激，因此離開工作崗位以後，要盡量活動不同的肌肉，給予不同的刺激。

另一個不同點就是，工作不見得都是輕鬆、快樂的，即使不喜歡的事情，也必須要承擔。而且要保持與他人之間的協調，結果往往會因為過於緊張而造成壓力積存。

當壓力加諸於人體時，信號會從大腦經由腦下垂體到達副腎，這時就會分泌出對抗壓力的荷爾蒙，亦即是副腎皮質荷爾蒙。而副腎皮質荷爾蒙的分泌，會阻礙鈣的吸收，使鈣排泄到尿中，減弱骨骼的力量。

為防止壓力之害，則工作時要保持輕鬆的心情，同時要努力地補充鈣質，減少壓力對骨骼所造成的不良影響。

⊙適量攝取含有咖啡因的茶類

咖啡豆是山上發生火災，咖啡樹起火，印地安人聞到了香氣而發現的。綠茶則

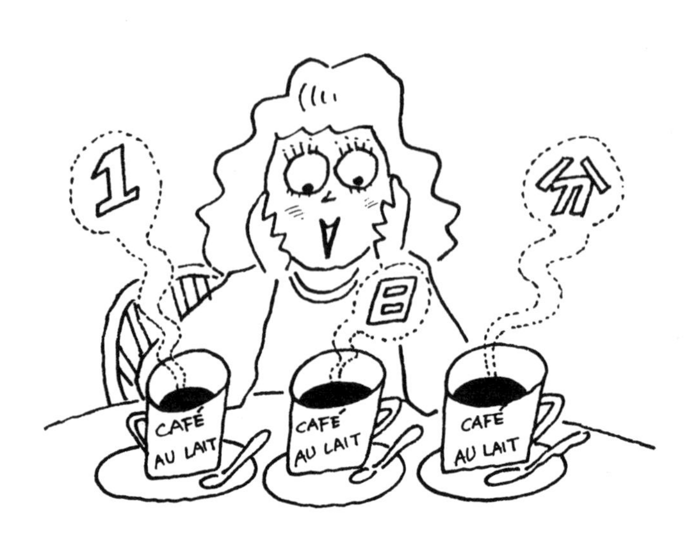

是印度修行僧為了清醒睡意而含在口中的東西，後來經由中國傳到日本，成為受人喜愛的飲料。喜歡紅茶的英國人，甚至會暫時停止工作，飲用下午茶。英國的伯爵或公爵，認為擁有自己喝茶用的茶園，乃是最高的享樂。

這些飲料中含有咖啡因，能夠促進神經興奮，去除睡意，創造元氣，並不具有如麻藥一般的害處，因此深受世人的喜愛，具有很大的消耗量。

咖啡因具有利尿劑的作用，能夠增加尿量，但是也具有使鈣一併排泄到尿中的傾向，因此，綠茶、咖啡、紅茶的飲用量要適可而止，以免阻礙了鈣的攝取，在這一點上，與蛋白質、食鹽類似。

最近，刺激性較強的咖啡深受歡迎，甚至消耗量遠超過綠茶、紅茶。不喜歡即溶咖啡而喜歡使用濾網來沖泡咖啡的人增加了。但是，考慮到鈣的排泄問題，如果一天喝五杯咖啡，最好改為三杯，而且一定要加入牛奶或奶精，同時，加入少量的砂糖，以促進鈣的吸收。咖啡牛奶這種牛奶含量較多的飲料，也能夠提升鈣的補給量。

⊙啤酒一天只能夠喝六百毫升〈中瓶到大瓶之間〉

酒和咖啡因同樣的，會使鈣大量排泄到尿中。此外，也會減弱腸對鈣的吸收力，因此，飲酒過度，會危害骨骼。喜歡喝酒的女性，容易罹患骨質疏鬆症，而年輕男性如果曾經罹患骨質疏鬆症或動過骨手術，則飲酒要加以節制。

喜歡喝酒的人，考慮到骨骼的健康，酒的攝取量一日限制在三十克以下。其量以啤酒而言就是六百毫升，介於中瓶與大瓶之間，日本清酒三百毫升，威士忌八十毫升〈水酒兩杯〉。

這種程度的飲酒方式，反而具有藥效。根據調查顯示，維持適量飲酒的人與不飲酒的人相比，因動脈硬化而引起的心肌梗塞的死亡率較低。酒是百藥之長，為了避免對骨骼造成危害，首先要限制酒的攝取量。

此外，飲酒過度就會減少料理的攝取量，導致營養不足，當然鈣也會缺乏。鈣缺乏引起鈣矛盾，則不僅是骨骼，連肝功能也會減退，甚至會引起肝病。

因此，喝酒時一併攝取富含鈣的菜餚，這是第二條件。為了骨骼與肝臟的健康著想，一定要遵守這個原則。大量飲酒，攝取太鹹的食物，真是愚昧的作法。

⊙煙會減弱胃腸功能，阻礙鈣的吸收

最近不斷地強調煙害，在火車上或飛機上都有戒煙區。在美國因為戒煙而成為億萬富翁的都克所建立的都克大學醫院，其院內已經全面戒煙。

過度抽煙，不僅肺癌，也容易罹患其他的癌症，且因為動脈硬化而引起心肌梗塞的發症率也會提升。同時，煙也是骨質疏鬆症的危險因子。煙會減緩胃腸的功能，阻礙腸對鈣質的吸收。

最近，年輕女性的吸煙人口增加，令人憂心忡忡。因為吸煙之後，保護骨骼的女性荷爾蒙——雌激素會在體內迅速消失，容易引起月經異常或懷孕併發症，容易造成骨質疏鬆症的產生。因此，女性戒煙，才能夠擁有健康的骨骼。

「危險因子較多的人進入四十歲以後要測定骨量」

早期發現骨質疏鬆症，才能夠謀求預防與治療的對策。但是很多人只知其名卻不知其內容，不知道該如何接受診察，結果不堪設想。

為了確實在早期發現骨質疏鬆症，則要進行骨量的測定。具有很多危險因子的人，由於發病的可能性增高，因此進入四十歲以後，必須要測定骨量。

最近很多醫院都有進行骨質疏鬆症對策，具有測定骨量設備的醫院，也不斷地增加。像神戶大學第三內科，是日本第一個設立「鈣檢查」的項目、努力早期發現及治療骨質疏鬆症的部門。後來，國立療養所兵庫中央醫院也設立了鈣檢查部門，深獲好評。

不過，目前的定期檢診尚未納入測定骨量的項目，因此，大家對於骨質疏鬆症要擁有正確的知識。要察覺到將來其危險度就有如癌症與高血壓一般。一定要積極地接受骨量測定。要靠自己的努力來預防骨質疏鬆症。

⊙接受鈣檢查以防止成人病

從廣島搭車約半個小時可以看到美麗的瀨戶內海的吳市丘上有戰艦大和的紀念碑，往下俯瞰時，可以看到建造戰艦大和的船廠。隔著海峽，看到海軍學校所在地的江田島。這個船廠也製造四十二萬噸的巨型油輪。橫渡七個海洋的船在船廠稍作休息，修補小傷，補強船底，然後又進行新的航程。

身體檢查，就好像把人類當成船一樣，不是等到生病以後才到醫院去，在健康時，就要接受各種檢查，才能夠早期發現疾病，及早治療。在外國有定期檢診，在國內也有身體檢查。

身體檢查，是檢查高血壓、動脈硬化、糖尿病、癌症等的成人病，因此，除了血液檢查以外，還要照胸部及消化器官的X光。此外，還要使用內視鏡做檢查。但是，要調查鈣的攝取是否足夠，光是測量血液或尿中的鈣是不夠的，一定要測量骨量。到目前為止，體檢當中並沒有正確測定骨量的方法。所以現在將重點置於鈣而進行的檢查，就稱為鈣檢查。

這個檢查是以測定骨量為主要目的，鈣攝取較少的人，可以前來此地商量解決

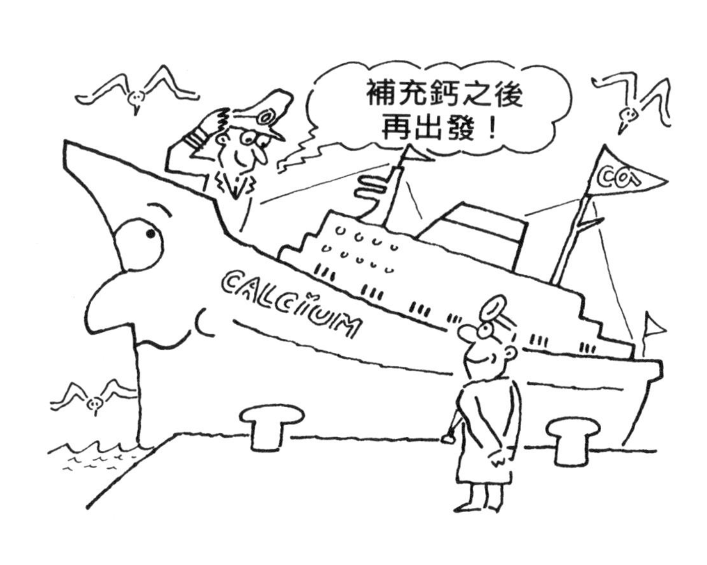

法。當然，想要儘早發現骨質疏鬆症的話，這是最好的方法。鈣不足，會對高血壓、動脈硬化、糖尿病、癌等所有的成人病造成不良的影響。

因此，不稱其為骨檢查，而稱為鈣檢查。鈣缺乏，就會引起各種成人病，在發病之前，鈣就已經呈現不足的狀態。因此，與其先接受身體檢查，還不如先接受鈣的檢查。

鈣檢查的另一個特色，就是有很多的女性來此接受檢查。很多女性都知道骨質疏鬆症是女性容易罹患的疾病，因此而感到不安。

患者中有的人是因為腰痛治療無效而前來就診，有的人則是想更進一步瞭解骨質疏鬆症而前來。另外，擔心自己鈣攝取不夠的人，也會前來接受檢查。

這些人之中，的確有不少人骨量嚴重減少，為了加以治療，而建議患者看門診，或推薦其他的醫師為他們治療。

如果是輕度骨量不足的情形，則可以藉著鈣的攝取與運動的預防法來加以保護，六個月以後再測定骨量。由其結果來判斷目前所進行的方法是否正確。

費用方面，如果是因為腰痛、步行困難、無法用力或是引起骨折等擔心骨質疏鬆症的理由而前來的話，可以納入治療範疇，因此能夠使用健康保險。

除了初診費以外，還需要支付測定骨量的費用。費用依測定部位的不同而不同。此外還要進行血液生化檢查（鈣、磷、鹼性磷酸酯酶）及尿生化檢查（肌酸酐、鈣），如果有引起骨異常的可能性，則要進行血糖、膽固醇等的簡單檢查。所以需要支付檢查費與判斷費。

此外，為了發現是否骨折，要拍胸椎與腰椎的X光（前後與側面）。有時需要進行追加檢查，總計需要二到三萬日幣。

「控制骨質疏鬆症就能健康地生活」

⊙和糖尿病或高血壓一樣，好好地與其相處

◆與感冒或胃腸病不同的慢性病

在此為各位探討不幸罹患骨質疏鬆症時的適當生活法與心態。

骨質疏鬆症患者經常會問醫生：「何時才能夠治好呢？」「何時才能夠終止服藥呢？」對此問題我不知道該如何回答，因為骨質疏鬆症，並不像感冒、肺炎或胃腸疾病一樣能夠迅速治癒。

孩提時代換牙的情形各位還有記憶吧！乳齒會變換成恆齒，恆齒一旦掉落，就不可能再重生。沒有牙齒的狀態，就會持續一生。但是如果因此而不方便，就會裝假牙，藉此能夠順利咀嚼食物，而且臉的構造和健康人沒有什麼兩樣，這也算是治好牙病的狀態吧！

此外，罹患甲狀腺癌時，去除甲狀腺後，無法分泌甲狀腺荷爾蒙，結果一生都

罹患甲狀腺機能減退症。如果不予理會，會引起黏液水腫，臉及四肢會腫脹，頭髮，眉毛脫落，一直都是處於睏倦狀態中。但是，如果每天補充必要的甲狀腺荷爾蒙，就能夠過著與正常人同樣的生活。亦即服用藥物的期間是健康的，中止藥物的服用，就會罹患疾病。

糖尿病也是因為胰島素不足而引起高血壓狀態，只要補充必要的胰島素，就能夠與健康人完全相同；但是中止治療就會罹患糖尿病。

高血壓，只要藉著生活方式與藥物調整血壓，就能夠過著與健康人同樣的生活。

骨質疏鬆症這種疾病也與此類似。由於女性荷爾蒙的雌激素不足，骨量減少而引起疾病。因此需要補給雌激素。如果是活性型維他命D或降鈣素缺乏，骨量減少時則只要補給活性型維他命D與降鈣素，就能夠改善症狀，過著與普通人沒有什麼兩樣的生活。換言之，在這一生都無法治好的疾病，但是只要加以控制，就能夠保持健康的狀態。

◆醫師與患者同心協力加以控制

要巧妙地控制骨質疏鬆症，首先患者要對骨質疏鬆症擁有正確的知識。要了解如何治療才能夠控制症狀。而且要信賴醫師，遵從醫師的指示。治療時間極長，因此患者與醫師之間的信賴關係最為重要。

以醫師的立場而言，最感困惑的是，患者不遵從指示的處方來服用，就好像搭乘飛機時，不是由機長（醫師）來操縱，而是由乘客（患者）坐在操縱席上，一旦按錯按鈕，飛機就會墜落。

對飛行安全而言，服用數種藥物是必要的，如果只服用其中的一種，就會造成體調崩潰。

此外，如果過量服用或服用量不足，也會造成危險。

如果引起副作用或無效時，一定要告知醫師。

有的醫師會說：「骨質疏鬆症無法治好。」這些醫師可能沒有進行骨量測定，只是靠X光來觀察藥物的效果。如果要靠X光的話，則骨量必須要增加到百分之五十才能夠發現到效果，因此，即使是有效的藥物，也看不出其效果，這也是醫師認為「骨質疏鬆症無法治好」的原因。

最近，醫院能夠正確地測量骨量，經由骨量的測定，就可以確認藥物具有增加骨量的效果了。

我認為雖然治療的方法各有不同，但是「一定能夠治好骨質疏鬆症」。

◆每三至六個月定期測定骨量一次

高血壓的控制一定要測量血壓。糖尿病的控制一定要測定血糖值。而骨質疏鬆症也需要定期地測定骨量。

血壓測定的重要性，已為一般人所接受，甚至患者會主動要求醫師量血壓。有的人會利用家庭用血壓計自行測定血壓，而衛生所也有血壓計，任何人都可以輕鬆地利用。希望將來也能夠普遍地進行骨量的測定。

骨，以三個月為週期，會緩慢地製造出來或遭到破壞，在三個月內反覆多次地測定，是沒有意義的作法。

以三至六個月的間隔定期反覆測定，判斷治療的成果，這是重點。

骨質疏鬆症的治療不能夠焦躁，必須觀察骨的狀態，適當地持續治療，這是可以控制的疾病。如果能夠遏止骨量的減少，就表示控制成功。持續這樣的治療，就能夠過著與健康人同樣的生活，完全不用擔心。

【遵從醫師的指示使用鈣劑或荷爾蒙劑】

◎骨質疏鬆症的治療藥為鈣劑、雌激素、活性型維他命D、降鈣素、紫花牽牛黃酮等五種

①鈣劑的服用

骨質的脆弱，是由魚骨骼中的鈣流失所致，骨質疏鬆症的治療，當然要補充鈣。光靠食物無法補充不足的部分，因此要使用鈣劑。

鈣劑溶解於水中會產生熱，服用後會產生發熱感。空腹時服用，胃不消化，因此在飯後於食物尚停留在胃中時服用。

長期服用鈣劑，是否會罹患腎結石或血管阻塞呢？這是不用擔心的問題。人類的腸自行調節鈣的吸收，不足的話，會主動充分地吸收，太多的話，則不吸收而直接排泄到尿中。雖然有不足之虞，但是絕對不會因為攝取過多而導致結石或動脈硬化。

國人鈣不足，根本不必擔心鈣攝取過多的問題。如果超出必要量，則腸不會吸收，即使吸收也會儲存於骨骼中，藉以強化骨骼。

但是，有少數人的腸沒有這種調節能力。具有這種特殊體質的人，鈣會進入血液中，因此過量攝取，的確會造成結石之虞。到目前為止經常出現腎結石的人，在服用鈣劑之前，需要充分調查形成結石的原因。

②雌激素的服用

雌激素是骨的守護神，因為停經而使雌激素的分泌驟減，骨量銳減骨。量銳減所引起的骨質疏鬆症，只要補充雌激素即可。雌激素具有降低血中脂質的作用，因此，除了骨質疏鬆症以外，也能夠預防動脈硬化，消除臉發燙、失眠、手腳的關節疼痛的問題。

雌激素包括結合型雌激素（各種化合物集合而成的製劑）以及雌甾三醇（對於子宮的作用較弱）。

骨質疏鬆症的預防及治療要服用雌激素，這時因為停經而消失的月經可能會再度出現。

長期服用雌激素，據說會罹患子宮癌或乳癌，但是子宮癌可以藉著服用孕酮、

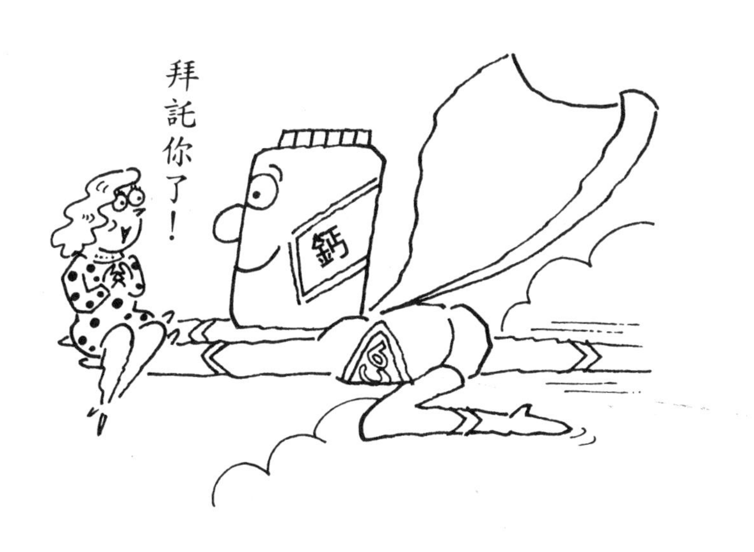

黃體荷爾蒙來加以預防，關於乳癌，則必須定期地接受檢查。

③活性型維他命D的服用

國內治療骨質疏鬆症時，最常使用的藥劑就是活性型維他命D。藉由補充這種藥物，能夠促進腸對鈣的吸收，消除鈣不足的問題。此外，活性型維他命D能夠大量製造破骨細胞，骨芽細胞也能夠發揮作用，能夠生產出製造骨所需要的物質，促進骨的新陳代謝。

但是服用過多的活性型維他命D，會使血清鈣過度增加，長期間持續這種狀態，會促使腎臟形成結石，降低腎功能。

因此，長期服用時，要經常測量血液與尿中的鈣，斟酌藥量。只要注意這些問題，就可以持續服用活性型維他命D。

④降鈣素的注射

在血清鈣過多時，降鈣素具有使其恢復正常的效果。能夠抑制破骨細胞的作用，防止骨骼中的鈣流失。骨質疏鬆症是骨的破壞比形成更加旺盛所造成的，藉由補給降鈣素，能夠減弱破骨細胞的作用，改善症狀。可以利用肌肉注射或點鼻藥的方式。對於因骨質疏鬆症而引起的腰痛、背痛非常有效。服用半年以上，就能夠增加骨量。

降鈣素是由哺乳類的甲狀腺所取得的物質，或是取自魚類的甲狀腺。如果是取自魚類，則力量強大。經常使用的是改善鰻魚的降鈣素製品以及鮭魚的降鈣素。

注射後不久，臉會發燙或走路搖晃，出現噁心等的副作用，但是症狀只是短暫的。降鈣素即使腰或背痛消失也不能夠隨之中止服用，必須像糖尿病的胰島素一般，一生持續服用。

⑤紫花牽牛黃酮的服用

這個藥物是由盛開在匈牙利原野的一種牧草所合成的。由匈牙利的某家公司發現而加以合成，在國內當成骨質疏鬆症的藥物來使用。

紫花牽牛黃酮和降鈣素一樣，能夠遏止骨遭到破壞，增加骨量，能夠治療腰痛，但是會出現噁心、胃脹等的副作用，只要中止服用，就會馬上痊癒。

大展出版社有限公司 圖書目錄

地址：台北市北投區(石牌)
致遠一路二段 12 巷 1 號
郵撥：0166955～1

電話：(02)28236031
28236033
傳真：(02)28272069

・法律專欄連載・電腦編號 58

台大法學院 法律學系／策劃
法律服務社／編著

1. 別讓您的權利睡著了 1		200 元
2. 別讓您的權利睡著了 2		200 元

・秘傳占卜系列・電腦編號 14

1. 手相術	淺野八郎著	180 元
2. 人相術	淺野八郎著	150 元
3. 西洋占星術	淺野八郎著	180 元
4. 中國神奇占卜	淺野八郎著	150 元
5. 夢判斷	淺野八郎著	150 元
6. 前世、來世占卜	淺野八郎著	150 元
7. 法國式血型學	淺野八郎著	150 元
8. 靈感、符咒學	淺野八郎著	150 元
9. 紙牌占卜學	淺野八郎著	150 元
10. ESP 超能力占卜	淺野八郎著	150 元
11. 猶太數的秘術	淺野八郎著	150 元
12. 新心理測驗	淺野八郎著	160 元
13. 塔羅牌預言秘法	淺野八郎著	200 元

・趣味心理講座・電腦編號 15

1. 性格測驗① 探索男與女	淺野八郎著	140 元
2. 性格測驗② 透視人心奧秘	淺野八郎著	140 元
3. 性格測驗③ 發現陌生的自己	淺野八郎著	140 元
4. 性格測驗④ 發現你的真面目	淺野八郎著	140 元
5. 性格測驗⑤ 讓你們吃驚	淺野八郎著	140 元
6. 性格測驗⑥ 洞穿心理盲點	淺野八郎著	140 元
7. 性格測驗⑦ 探索對方心理	淺野八郎著	140 元
8. 性格測驗⑧ 由吃認識自己	淺野八郎著	160 元
9. 性格測驗⑨ 戀愛知多少	淺野八郎著	160 元
10. 性格測驗⑩ 由裝扮瞭解人心	淺野八郎著	160 元

11. 性格測驗⑪ 敲開內心玄機	淺野八郎著	140 元
12. 性格測驗⑫ 透視你的未來	淺野八郎著	160 元
13. 血型與你的一生	淺野八郎著	160 元
14. 趣味推理遊戲	淺野八郎著	160 元
15. 行為語言解析	淺野八郎著	160 元

・婦 幼 天 地・電腦編號 16

1. 八萬人減肥成果	黃靜香譯	180 元
2. 三分鐘減肥體操	楊鴻儒譯	150 元
3. 窈窕淑女美髮秘訣	柯素娥譯	130 元
4. 使妳更迷人	成　玉譯	130 元
5. 女性的更年期	官舒妍編譯	160 元
6. 胎內育兒法	李玉瓊編譯	150 元
7. 早產兒袋鼠式護理	唐岱蘭譯	200 元
8. 初次懷孕與生產	婦幼天地編譯組	180 元
9. 初次育兒 12 個月	婦幼天地編譯組	180 元
10. 斷乳食與幼兒食	婦幼天地編譯組	180 元
11. 培養幼兒能力與性向	婦幼天地編譯組	180 元
12. 培養幼兒創造力的玩具與遊戲	婦幼天地編譯組	180 元
13. 幼兒的症狀與疾病	婦幼天地編譯組	180 元
14. 腿部苗條健美法	婦幼天地編譯組	180 元
15. 女性腰痛別忽視	婦幼天地編譯組	150 元
16. 舒展身心體操術	李玉瓊編譯	130 元
17. 三分鐘臉部體操	趙薇妮著	160 元
18. 生動的笑容表情術	趙薇妮著	160 元
19. 心曠神怡減肥法	川津祐介著	130 元
20. 內衣使妳更美麗	陳玄茹譯	130 元
21. 瑜伽美姿美容	黃靜香編著	180 元
22. 高雅女性裝扮學	陳珮玲譯	180 元
23. 蠶糞肌膚美顏法	坂梨秀子著	160 元
24. 認識妳的身體	李玉瓊譯	160 元
25. 產後恢復苗條體態	居理安・芙萊喬著	200 元
26. 正確護髮美容法	山崎伊久江著	180 元
27. 安琪拉美姿養生學	安琪拉蘭斯博瑞著	180 元
28. 女體性醫學剖析	增田豐著	220 元
29. 懷孕與生產剖析	岡部綾子著	180 元
30. 斷奶後的健康育兒	東城百合子著	220 元
31. 引出孩子幹勁的責罵藝術	多湖輝著	170 元
32. 培養孩子獨立的藝術	多湖輝著	170 元
33. 子宮肌瘤與卵巢囊腫	陳秀琳編著	180 元
34. 下半身減肥法	納他夏・史達賓著	180 元
35. 女性自然美容法	吳雅菁編著	180 元
36. 再也不發胖	池園悅太郎著	170 元

37. 生男生女控制術 中垣勝裕著 220 元
38. 使妳的肌膚更亮麗 楊　皓編著 170 元
39. 臉部輪廓變美 芝崎義夫著 180 元
40. 斑點、皺紋自己治療 高須克彌著 180 元
41. 面皰自己治療 伊藤雄康著 180 元
42. 隨心所欲瘦身冥想法 原久子著 180 元
43. 胎兒革命 鈴木丈織著 180 元
44. NS 磁氣平衡法塑造窈窕奇蹟 古屋和江著 180 元
45. 享瘦從腳開始 山田陽子著 180 元
46. 小改變瘦 4 公斤 宮本裕子著 180 元
47. 軟管減肥瘦身 高橋輝男著 180 元
48. 海藻精神秘美容法 劉名揚編著 180 元
49. 肌膚保養與脫毛 鈴木真理著 180 元
50. 10 天減肥 3 公斤 彤雲編輯組 180 元
51. 穿出自己的品味 西村玲子著 220 元

・青春天地・電腦編號 17

1. A 血型與星座 柯素娥編譯 160 元
2. B 血型與星座 柯素娥編譯 160 元
3. O 血型與星座 柯素娥編譯 160 元
4. AB 血型與星座 柯素娥編譯 120 元
5. 青春期性教室 呂貴嵐編譯 130 元
6. 事半功倍讀書法 王毅希編譯 150 元
7. 難解數學破題 宋釗宜編譯 130 元
9. 小論文寫作秘訣 林顯茂編譯 120 元
11. 中學生野外遊戲 熊谷康編著 120 元
12. 恐怖極短篇 柯素娥編譯 130 元
13. 恐怖夜話 小毛驢編譯 130 元
14. 恐怖幽默短篇 小毛驢編譯 120 元
15. 黑色幽默短篇 小毛驢編譯 120 元
16. 靈異怪談 小毛驢編譯 130 元
17. 錯覺遊戲 小毛驢編著 130 元
18. 整人遊戲 小毛驢編著 150 元
19. 有趣的超常識 柯素娥編譯 130 元
20. 哦！原來如此 林慶旺編譯 130 元
21. 趣味競賽 100 種 劉名揚編譯 120 元
22. 數學謎題入門 宋釗宜編譯 150 元
23. 數學謎題解析 宋釗宜編譯 150 元
24. 透視男女心理 林慶旺編譯 120 元
25. 少女情懷的自白 李桂蘭編譯 120 元
26. 由兄弟姊妹看命運 李玉瓊編譯 130 元
27. 趣味的科學魔術 林慶旺編譯 150 元
28. 趣味的心理實驗室 李燕玲編譯 150 元

29. 愛與性心理測驗	小毛驢編譯	130元
30. 刑案推理解謎	小毛驢編譯	130元
31. 偵探常識推理	小毛驢編譯	130元
32. 偵探常識解謎	小毛驢編譯	130元
33. 偵探推理遊戲	小毛驢編譯	130元
34. 趣味的超魔術	廖玉山編著	150元
35. 趣味的珍奇發明	柯素娥編著	150元
36. 登山用具與技巧	陳瑞菊編著	150元
37. 性的漫談	蘇燕謀編著	180元
38. 無的漫談	蘇燕謀編著	180元
39. 黑色漫談	蘇燕謀編著	180元
40. 白色漫談	蘇燕謀編著	180元

・健康天地・電腦編號 18

1. 壓力的預防與治療	柯素娥編譯	130元
2. 超科學氣的魔力	柯素娥編譯	130元
3. 尿療法治病的神奇	中尾良一著	130元
4. 鐵證如山的尿療法奇蹟	廖玉山譯	120元
5. 一日斷食健康法	葉慈容編譯	150元
6. 胃部強健法	陳炳崑譯	120元
7. 癌症早期檢查法	廖松濤譯	160元
8. 老人痴呆症防止法	柯素娥編譯	130元
9. 松葉汁健康飲料	陳麗芬編譯	130元
10. 揉肚臍健康法	永井秋夫著	150元
11. 過勞死、猝死的預防	卓秀貞編譯	130元
12. 高血壓治療與飲食	藤山順豐著	150元
13. 老人看護指南	柯素娥編譯	150元
14. 美容外科淺談	楊啟宏著	150元
15. 美容外科新境界	楊啟宏著	150元
16. 鹽是天然的醫生	西英司郎著	140元
17. 年輕十歲不是夢	梁瑞麟譯	200元
18. 茶料理治百病	桑野和民著	180元
19. 綠茶治病寶典	桑野和民著	150元
20. 杜仲茶養顏減肥法	西田博著	150元
21. 蜂膠驚人療效	瀨長良三郎著	180元
22. 蜂膠治百病	瀨長良三郎著	180元
23. 醫藥與生活(一)	鄭炳全著	180元
24. 鈣長生寶典	落合敏著	180元
25. 大蒜長生寶典	木下繁太郎著	160元
26. 居家自我健康檢查	石川恭三著	160元
27. 永恆的健康人生	李秀鈴譯	200元
28. 大豆卵磷脂長生寶典	劉雪卿譯	150元
29. 芳香療法	梁艾琳譯	160元

30. 醋長生寶典	柯素娥譯	180 元
31. 從星座透視健康	席拉・吉蒂斯著	180 元
32. 愉悅自在保健學	野本二士夫著	160 元
33. 裸睡健康法	丸山淳士等著	160 元
34. 糖尿病預防與治療	藤田順豐著	180 元
35. 維他命長生寶典	菅原明子著	180 元
36. 維他命 C 新效果	鐘文訓編	150 元
37. 手、腳病理按摩	堤芳朗著	160 元
38. AIDS 瞭解與預防	彼得塔歇爾著	180 元
39. 甲殼質殼聚糖健康法	沈永嘉譯	160 元
40. 神經痛預防與治療	木下真男著	160 元
41. 室內身體鍛鍊法	陳炳崑編著	160 元
42. 吃出健康藥膳	劉大器編著	180 元
43. 自我指壓術	蘇燕謀編著	160 元
44. 紅蘿蔔汁斷食療法	李玉瓊編著	150 元
45. 洗心術健康秘法	竺翠萍編譯	170 元
46. 枇杷葉健康療法	柯素娥編譯	180 元
47. 抗衰血癒	楊啟宏著	180 元
48. 與癌搏鬥記	逸見政孝著	180 元
49. 冬蟲夏草長生寶典	高橋義博著	170 元
50. 痔瘡・大腸疾病先端療法	宮島伸宜著	180 元
51. 膠布治癒頑固慢性病	加瀨建造著	180 元
52. 芝麻神奇健康法	小林貞作著	170 元
53. 香煙能防止癡呆？	高田明和著	180 元
54. 穀菜食治癌療法	佐藤成志著	180 元
55. 貼藥健康法	松原英多著	180 元
56. 克服癌症調和道呼吸法	帶津良一著	180 元
57. B 型肝炎預防與治療	野村喜重郎著	180 元
58. 青春永駐養生導引術	早島正雄著	180 元
59. 改變呼吸法創造健康	原久子著	180 元
60. 荷爾蒙平衡養生秘訣	出村博著	180 元
61. 水美肌健康法	井戶勝富著	170 元
62. 認識食物掌握健康	廖梅珠編著	170 元
63. 痛風劇痛消除法	鈴木吉彥著	180 元
64. 酸莖菌驚人療效	上田明彥著	180 元
65. 大豆卵磷脂治現代病	神津健一著	200 元
66. 時辰療法—危險時刻凌晨 4 時	呂建強等著	180 元
67. 自然治癒力提升法	帶津良一著	180 元
68. 巧妙的氣保健法	藤平墨子著	180 元
69. 治癒 C 型肝炎	熊田博光著	180 元
70. 肝臟病預防與治療	劉名揚編著	180 元
71. 腰痛平衡療法	荒井政信著	180 元
72. 根治多汗症、狐臭	稻葉益巳著	220 元
73. 40 歲以後的骨質疏鬆症	沈永嘉譯	180 元

74. 認識中藥　松下一成著　180 元
75. 認識氣的科學　佐佐木茂美著　180 元
76. 我戰勝了癌症　安田伸著　180 元
77. 斑點是身心的危險信號　中野進著　180 元
78. 艾波拉病毒大震撼　玉川重德著　180 元
79. 重新還我黑髮　桑名隆一郎著　180 元
80. 身體節律與健康　林博史著　180 元
81. 生薑治萬病　石原結實著　180 元
82. 靈芝治百病　陳瑞東著　180 元
83. 木炭驚人的威力　大槻彰著　200 元
84. 認識活性氧　井土貴司著　180 元
85. 深海鮫治百病　廖玉山編著　180 元
86. 神奇的蜂王乳　井上丹治著　180 元
87. 卡拉 OK 健腦法　東潔著　180 元
88. 卡拉 OK 健康法　福田伴男著　180 元
89. 醫藥與生活(二)　鄭炳全著　200 元
90. 洋蔥治百病　宮尾興平著　180 元
91. 年輕 10 歲快步健康法　石塚忠雄著　180 元
92. 石榴的驚人神效　岡本順子著　180 元
93. 飲料健康法　白鳥早奈英著　180 元

・實用女性學講座・電腦編號 19

1. 解讀女性內心世界　島田一男著　150 元
2. 塑造成熟的女性　島田一男著　150 元
3. 女性整體裝扮學　黃靜香編著　180 元
4. 女性應對禮儀　黃靜香編著　180 元
5. 女性婚前必修　小野十傳著　200 元
6. 徹底瞭解女人　田口二州著　180 元
7. 拆穿女性謊言 88 招　島田一男著　200 元
8. 解讀女人心　島田一男著　200 元
9. 俘獲女性絕招　志賀貢著　200 元
10. 愛情的壓力解套　中村理英子著　200 元

・校園系列・電腦編號 20

1. 讀書集中術　多湖輝著　150 元
2. 應考的訣竅　多湖輝著　150 元
3. 輕鬆讀書贏得聯考　多湖輝著　150 元
4. 讀書記憶秘訣　多湖輝著　150 元
5. 視力恢復！超速讀術　江錦雲譯　180 元
6. 讀書 36 計　黃柏松編著　180 元
7. 驚人的速讀術　鐘文訓編著　170 元

8. 學生課業輔導良方	多湖輝著	180元
9. 超速讀超記憶法	廖松濤編著	180元
10. 速算解題技巧	宋釗宜編著	200元
11. 看圖學英文	陳炳崑編著	200元
12. 讓孩子最喜歡數學	沈永嘉譯	180元

・實用心理學講座・電腦編號 21

1. 拆穿欺騙伎倆	多湖輝著	140元
2. 創造好構想	多湖輝著	140元
3. 面對面心理術	多湖輝著	160元
4. 偽裝心理術	多湖輝著	140元
5. 透視人性弱點	多湖輝著	140元
6. 自我表現術	多湖輝著	180元
7. 不可思議的人性心理	多湖輝著	180元
8. 催眠術入門	多湖輝著	150元
9. 責罵部屬的藝術	多湖輝著	150元
10. 精神力	多湖輝著	150元
11. 厚黑說服術	多湖輝著	150元
12. 集中力	多湖輝著	150元
13. 構想力	多湖輝著	150元
14. 深層心理術	多湖輝著	160元
15. 深層語言術	多湖輝著	160元
16. 深層說服術	多湖輝著	180元
17. 掌握潛在心理	多湖輝著	160元
18. 洞悉心理陷阱	多湖輝著	180元
19. 解讀金錢心理	多湖輝著	180元
20. 拆穿語言圈套	多湖輝著	180元
21. 語言的內心玄機	多湖輝著	180元
22. 積極力	多湖輝著	180元

・超現實心理講座・電腦編號 22

1. 超意識覺醒法	詹蔚芬編譯	130元
2. 護摩秘法與人生	劉名揚編譯	130元
3. 秘法！超級仙術入門	陸明譯	150元
4. 給地球人的訊息	柯素娥編著	150元
5. 密教的神通力	劉名揚編著	130元
6. 神秘奇妙的世界	平川陽一著	180元
7. 地球文明的超革命	吳秋嬌譯	200元
8. 力量石的秘密	吳秋嬌譯	180元
9. 超能力的靈異世界	馬小莉譯	200元
10. 逃離地球毀滅的命運	吳秋嬌譯	200元

11. 宇宙與地球終結之謎　南山宏著　200元
12. 驚世奇功揭秘　傅起鳳著　200元
13. 啟發身心潛力心象訓練法　栗田昌裕著　180元
14. 仙道術遁甲法　高藤聰一郎著　220元
15. 神通力的秘密　中岡俊哉著　180元
16. 仙人成仙術　高藤聰一郎著　200元
17. 仙道符咒氣功法　高藤聰一郎著　220元
18. 仙道風水術尋龍法　高藤聰一郎著　200元
19. 仙道奇蹟超幻像　高藤聰一郎著　200元
20. 仙道鍊金術房中法　高藤聰一郎著　200元
21. 奇蹟超醫療治癒難病　深野一幸著　220元
22. 揭開月球的神秘力量　超科學研究會　180元
23. 西藏密教奧義　高藤聰一郎著　250元
24. 改變你的夢術入門　高藤聰一郎著　250元

・養生保健・電腦編號 23

1. 醫療養生氣功　黃孝寬著　250元
2. 中國氣功圖譜　余功保著　230元
3. 少林醫療氣功精粹　井玉蘭著　250元
4. 龍形實用氣功　吳大才等著　220元
5. 魚戲增視強身氣功　宮　嬰著　220元
6. 嚴新氣功　前新培金著　250元
7. 道家玄牝氣功　張　章著　200元
8. 仙家秘傳袪病功　李遠國著　160元
9. 少林十大健身功　秦慶豐著　180元
10. 中國自控氣功　張明武著　250元
11. 醫療防癌氣功　黃孝寬著　250元
12. 醫療強身氣功　黃孝寬著　250元
13. 醫療點穴氣功　黃孝寬著　250元
14. 中國八卦如意功　趙維漢著　180元
15. 正宗馬禮堂養氣功　馬禮堂著　420元
16. 秘傳道家筋經內丹功　王慶餘著　280元
17. 三元開慧功　辛桂林著　250元
18. 防癌治癌新氣功　郭　林著　180元
19. 禪定與佛家氣功修煉　劉天君著　200元
20. 顛倒之術　梅自強著　360元
21. 簡明氣功辭典　吳家駿編　360元
22. 八卦三合功　張全亮著　230元
23. 朱砂掌健身養生功　楊永著　250元
24. 抗老功　陳九鶴著　230元
25. 意氣按穴排濁自療法　黃啟運編著　250元
26. 陳式太極拳養生功　陳正雷著　200元

・社會人智囊・電腦編號 24

1.	糾紛談判術	清水增三著	160 元
2.	創造關鍵術	淺野八郎著	150 元
3.	觀人術	淺野八郎著	180 元
4.	應急詭辯術	廖英迪編著	160 元
5.	天才家學習術	木原武一著	160 元
6.	貓型狗式鑑人術	淺野八郎著	180 元
7.	逆轉運掌握術	淺野八郎著	180 元
8.	人際圓融術	澀谷昌三著	160 元
9.	解讀人心術	淺野八郎著	180 元
10.	與上司水乳交融術	秋元隆司著	180 元
11.	男女心態定律	小田晉著	180 元
12.	幽默說話術	林振輝編著	200 元
13.	人能信賴幾分	淺野八郎著	180 元
14.	我一定能成功	李玉瓊譯	180 元
15.	獻給青年的嘉言	陳蒼杰譯	180 元
16.	知人、知面、知其心	林振輝編著	180 元
17.	塑造堅強的個性	坂上肇著	180 元
18.	為自己而活	佐藤綾子著	180 元
19.	未來十年與愉快生活有約	船井幸雄著	180 元
20.	超級銷售話術	杜秀卿譯	180 元
21.	感性培育術	黃靜香編著	180 元
22.	公司新鮮人的禮儀規範	蔡媛惠譯	180 元
23.	傑出職員鍛鍊術	佐佐木正著	180 元
24.	面談獲勝戰略	李芳黛譯	180 元
25.	金玉良言撼人心	森純大著	180 元
26.	男女幽默趣典	劉華亭編著	180 元
27.	機智說話術	劉華亭編著	180 元
28.	心理諮商室	柯素娥譯	180 元
29.	如何在公司崢嶸頭角	佐佐木正著	180 元
30.	機智應對術	李玉瓊編著	200 元
31.	克服低潮良方	坂野雄二著	180 元
32.	智慧型說話技巧	沈永嘉編著	180 元
33.	記憶力、集中力增進術	廖松濤編著	180 元
34.	女職員培育術	林慶旺編著	180 元
35.	自我介紹與社交禮儀	柯素娥編著	180 元
36.	積極生活創幸福	田中真澄著	180 元
37.	妙點子超構想	多湖輝著	180 元
38.	說 NO 的技巧	廖玉山編著	180 元
39.	一流說服力	李玉瓊編著	180 元
40.	般若心經成功哲學	陳鴻蘭編著	180 元
41.	訪問推銷術	黃靜香編著	180 元

42. 男性成功秘訣　陳蒼杰編著　180元
43. 笑容、人際智商　宮川澄子著　180元
44. 多湖輝的構想工作室　多湖輝著　200元

・精選系列・電腦編號 25

1.	毛澤東與鄧小平	渡邊利夫等著	280元
2.	中國大崩裂	江戶介雄著	180元
3.	台灣・亞洲奇蹟	上村幸治著	220元
4.	7-ELEVEN 高盈收策略	國友隆一著	180元
5.	台灣獨立（新・中國日本戰爭一）	森詠著	200元
6.	迷失中國的末路	江戶雄介著	220元
7.	2000年5月全世界毀滅	紫藤甲子男著	180元
8.	失去鄧小平的中國	小島朋之著	220元
9.	世界史爭議性異人傳	桐生操著	200元
10.	淨化心靈享人生	松濤弘道著	220元
11.	人生心情診斷	賴藤和寬著	220元
12.	中美大決戰	檜山良昭著	220元
13.	黃昏帝國美國	莊雯琳譯	220元
14.	兩岸衝突（新・中國日本戰爭二）	森詠著	220元
15.	封鎖台灣（新・中國日本戰爭三）	森詠著	220元
16.	中國分裂（新・中國日本戰爭四）	森詠著	220元
17.	由女變男的我	虎井正衛著	200元
18.	佛學的安心立命	松濤弘道著	220元

・運動遊戲・電腦編號 26

1.	雙人運動	李玉瓊譯	160元
2.	愉快的跳繩運動	廖玉山譯	180元
3.	運動會項目精選	王佑京譯	150元
4.	肋木運動	廖玉山譯	150元
5.	測力運動	王佑宗譯	150元
6.	游泳入門	唐桂萍編著	200元

・休閒娛樂・電腦編號 27

1.	海水魚飼養法	田中智浩著	300元
2.	金魚飼養法	曾雪玫譯	250元
3.	熱門海水魚	毛利匡明著	480元
4.	愛犬的教養與訓練	池田好雄著	250元
5.	狗教養與疾病	杉浦哲著	220元
6.	小動物養育技巧	三上昇著	300元
20.	園藝植物管理	船越亮二著	220元

・銀髮族智慧學・電腦編號 28

1.	銀髮六十樂逍遙	多湖輝著	170 元
2.	人生六十反年輕	多湖輝著	170 元
3.	六十歲的決斷	多湖輝著	170 元
4.	銀髮族健身指南	孫瑞台編著	250 元

・飲 食 保 健・電腦編號 29

1.	自己製作健康茶	大海淳著	220 元
2.	好吃、具藥效茶料理	德永睦子著	220 元
3.	改善慢性病健康藥草茶	吳秋嬌譯	200 元
4.	藥酒與健康果菜汁	成玉編著	250 元
5.	家庭保健養生湯	馬汴梁編著	220 元
6.	降低膽固醇的飲食	早川和志著	200 元
7.	女性癌症的飲食	女子營養大學	280 元
8.	痛風者的飲食	女子營養大學	280 元
9.	貧血者的飲食	女子營養大學	280 元
10.	高脂血症者的飲食	女子營養大學	280 元
11.	男性癌症的飲食	女子營養大學	280 元
12.	過敏者的飲食	女子營養大學	280 元
13.	心臟病的飲食	女子營養大學	280 元
14.	滋陰壯陽的飲食	王增著	220 元

・家庭醫學保健・電腦編號 30

1.	女性醫學大全	雨森良彥著	380 元
2.	初為人父育兒寶典	小瀧周曹著	220 元
3.	性活力強健法	相建華著	220 元
4.	30 歲以上的懷孕與生產	李芳黛編著	220 元
5.	舒適的女性更年期	野末悅子著	200 元
6.	夫妻前戲的技巧	笠井寬司著	200 元
7.	病理足穴按摩	金慧明著	220 元
8.	爸爸的更年期	河野孝旺著	200 元
9.	橡皮帶健康法	山田晶著	180 元
10.	三十三天健美減肥	相建華等著	180 元
11.	男性健美入門	孫玉祿編著	180 元
12.	強化肝臟秘訣	主婦の友社編	200 元
13.	了解藥物副作用	張果馨譯	200 元
14.	女性醫學小百科	松山榮吉著	200 元
15.	左轉健康法	龜田修等著	200 元
16.	實用天然藥物	鄭炳全編著	260 元
17.	神秘無痛平衡療法	林宗駛著	180 元

18. 膝蓋健康法　張果馨譯　180 元
19. 針灸治百病　葛書翰著　250 元
20. 異位性皮膚炎治癒法　吳秋嬌譯　220 元
21. 禿髮白髮預防與治療　陳炳崑編著　180 元
22. 埃及皇宮菜健康法　飯森薰著　200 元
23. 肝臟病安心治療　上野幸久著　220 元
24. 耳穴治百病　陳抗美等著　250 元
25. 高效果指壓法　五十嵐康彥著　200 元
26. 瘦水、胖水　鈴木園子著　200 元
27. 手針新療法　朱振華著　200 元
28. 香港腳預防與治療　劉小惠譯　200 元
29. 智慧飲食吃出健康　柯富陽編著　200 元
30. 牙齒保健法　廖玉山編著　200 元
31. 恢復元氣養生食　張果馨譯　200 元
32. 特效推拿按摩術　李玉田著　200 元
33. 一週一次健康法　若狹真著　200 元
34. 家常科學膳食　大塚滋著　220 元
35. 夫妻們關心的男性不孕　原利夫著　220 元
36. 自我瘦身美容　馬野詠子著　200 元
37. 魔法姿勢益健康　五十嵐康彥著　200 元
38. 眼病錘療法　馬栩周著　200 元
39. 預防骨質疏鬆症　藤田拓男著　200 元
40. 骨質增生效驗方　李吉茂編著　250 元
41. 蕺菜健康法　小林正夫著　200 元
42. 赧於啟齒的男性煩惱　增田豐著　220 元
43. 簡易自我健康檢查　稻葉允著　250 元
44. 實用花草健康法　友田純子著　200 元
45. 神奇的手掌療法　日比野喬著　230 元
46. 家庭式三大穴道療法　刑部忠和著　200 元
47. 子宮癌、卵巢癌　岡島弘幸著　220 元

・超經營新智慧・電腦編號 31

1. 躍動的國家越南　林雅倩譯　250 元
2. 甦醒的小龍菲律賓　林雅倩譯　220 元
3. 中國的危機與商機　中江要介著　250 元
4. 在印度的成功智慧　山內利男著　220 元
5. 7-ELEVEN 大革命　村上豐道著　200 元
6. 業務員成功秘方　呂育清編著　200 元

・心 靈 雅 集・電腦編號 00

1. 禪言佛語看人生　松濤弘道著　180 元

2. 禪密教的奧秘	葉逯謙譯	120元
3. 觀音大法力	田口日勝著	120元
4. 觀音法力的大功德	田口日勝著	120元
5. 達摩禪106智慧	劉華亭編譯	220元
6. 有趣的佛教研究	葉逯謙編譯	170元
7. 夢的開運法	蕭京凌譯	130元
8. 禪學智慧	柯素娥編譯	130元
9. 女性佛教入門	許俐萍譯	110元
10. 佛像小百科	心靈雅集編譯組	130元
11. 佛教小百科趣談	心靈雅集編譯組	120元
12. 佛教小百科漫談	心靈雅集編譯組	150元
13. 佛教知識小百科	心靈雅集編譯組	150元
14. 佛學名言智慧	松濤弘道著	220元
15. 釋迦名言智慧	松濤弘道著	220元
16. 活人禪	平田精耕著	120元
17. 坐禪入門	柯素娥編譯	150元
18. 現代禪悟	柯素娥編譯	130元
19. 道元禪師語錄	心靈雅集編譯組	130元
20. 佛學經典指南	心靈雅集編譯組	130元
21. 何謂「生」阿含經	心靈雅集編譯組	150元
22. 一切皆空　般若心經	心靈雅集編譯組	180元
23. 超越迷惘　法句經	心靈雅集編譯組	130元
24. 開拓宇宙觀　華嚴經	心靈雅集編譯組	180元
25. 真實之道　法華經	心靈雅集編譯組	130元
26. 自由自在　涅槃經	心靈雅集編譯組	130元
27. 沈默的教示　維摩經	心靈雅集編譯組	150元
28. 開通心眼　佛語佛戒	心靈雅集編譯組	130元
29. 揭秘寶庫　密教經典	心靈雅集編譯組	180元
30. 坐禪與養生	廖松濤譯	110元
31. 釋尊十戒	柯素娥編譯	120元
32. 佛法與神通	劉欣如編著	120元
33. 悟（正法眼藏的世界）	柯素娥編譯	120元
34. 只管打坐	劉欣如編著	120元
35. 喬答摩・佛陀傳	劉欣如編著	120元
36. 唐玄奘留學記	劉欣如編著	120元
37. 佛教的人生觀	劉欣如編譯	110元
38. 無門關(上卷)	心靈雅集編譯組	150元
39. 無門關(下卷)	心靈雅集編譯組	150元
40. 業的思想	劉欣如編著	130元
41. 佛法難學嗎	劉欣如著	140元
42. 佛法實用嗎	劉欣如著	140元
43. 佛法殊勝嗎	劉欣如著	140元
44. 因果報應法則	李常傳編	180元
45. 佛教醫學的奧秘	劉欣如編著	150元

46. 紅塵絕唱	海　若著	130 元
47. 佛教生活風情	洪丕謨、姜玉珍著	220 元
48. 行住坐臥有佛法	劉欣如著	160 元
49. 起心動念是佛法	劉欣如著	160 元
50. 四字禪語	曹洞宗青年會	200 元
51. 妙法蓮華經	劉欣如編著	160 元
52. 根本佛教與大乘佛教	葉作森編	180 元
53. 大乘佛經	定方晟著	180 元
54. 須彌山與極樂世界	定方晟著	180 元
55. 阿闍世的悟道	定方晟著	180 元
56. 金剛經的生活智慧	劉欣如著	180 元
57. 佛教與儒教	劉欣如編譯	180 元
58. 佛教史入門	劉欣如編譯	180 元
59. 印度佛教思想史	劉欣如編譯	200 元
60. 佛教與女姓	劉欣如編譯	180 元
61. 禪與人生	洪丕謨主編	260 元

・經　營　管　理・電腦編號 01

◎ 創新經營管理六十六大計(精)	蔡弘文編	780 元
1. 如何獲取生意情報	蘇燕謀譯	110 元
2. 經濟常識問答	蘇燕謀譯	130 元
4. 台灣商戰風雲錄	陳中雄著	120 元
5. 推銷大王秘錄	原一平著	180 元
6. 新創意・賺大錢	王家成譯	90 元
7. 工廠管理新手法	琪　輝著	120 元
10. 美國實業 24 小時	柯順隆譯	80 元
11. 撼動人心的推銷法	原一平著	150 元
12. 高竿經營法	蔡弘文編	120 元
13. 如何掌握顧客	柯順隆譯	150 元
17. 一流的管理	蔡弘文編	150 元
18. 外國人看中韓經濟	劉華亭譯	150 元
20. 突破商場人際學	林振輝編著	90 元
22. 如何使女人打開錢包	林振輝編著	100 元
24. 小公司經營策略	王嘉誠著	160 元
25. 成功的會議技巧	鐘文訓編譯	100 元
26. 新時代老闆學	黃柏松編著	100 元
27. 如何創造商場智囊團	林振輝編譯	150 元
28. 十分鐘推銷術	林振輝編譯	180 元
29. 五分鐘育才	黃柏松編譯	100 元
33. 自我經濟學	廖松濤編譯	100 元
34. 一流的經營	陶田生編著	120 元
35. 女性職員管理術	王昭國編譯	120 元
36. ＩＢＭ的人事管理	鐘文訓編譯	150 元

國家圖書館出版品預行編目資料

預防骨質疏鬆症／藤田拓男著，曾雪玫譯
－初版－臺北市，大展，民 87
面；21 公分－（家庭醫學保健；39）
譯自：更年期からの女性に多い骨粗松症
ISBN 957-557-844-9（平裝）
1. 骨骼—疾病
416.252　　87009315

KOTSUSOSHOSHO
Originally published in Japan by Shufunotomo Co., Ltd., Tokyo

First publishes in Japan in 1995 by Bestsellers Co., Ltd.
Chinese translation rights arranged with Bestsellers Co., Ltd.

版權仲介：京王文化事業有限公司

預防骨質疏鬆症　　ISBN 957-557-844-9

原 著 者／藤 田 拓 男
編 譯 者／曾　雪　玫
發 行 人／蔡　森　明
出 版 者／大展出版社有限公司
社　　址／台北市北投區（石牌）致遠一路 2 段 12 巷 1 號
電　　話／(02) 28236031・28236033
傳　　真／(02) 28272069
郵政劃撥／0166955—1
登 記 證／局版臺業字第 2171 號
承 印 者／國順圖書印刷公司
裝　　訂／嶸興裝訂有限公司
排 版 者／千兵企業有限公司
電　　話／(02) 28812643
初版 1 刷／1998 年（民 87 年）7 月

定　　價／200 元

●本書若有破損、缺頁敬請寄回本社更換●

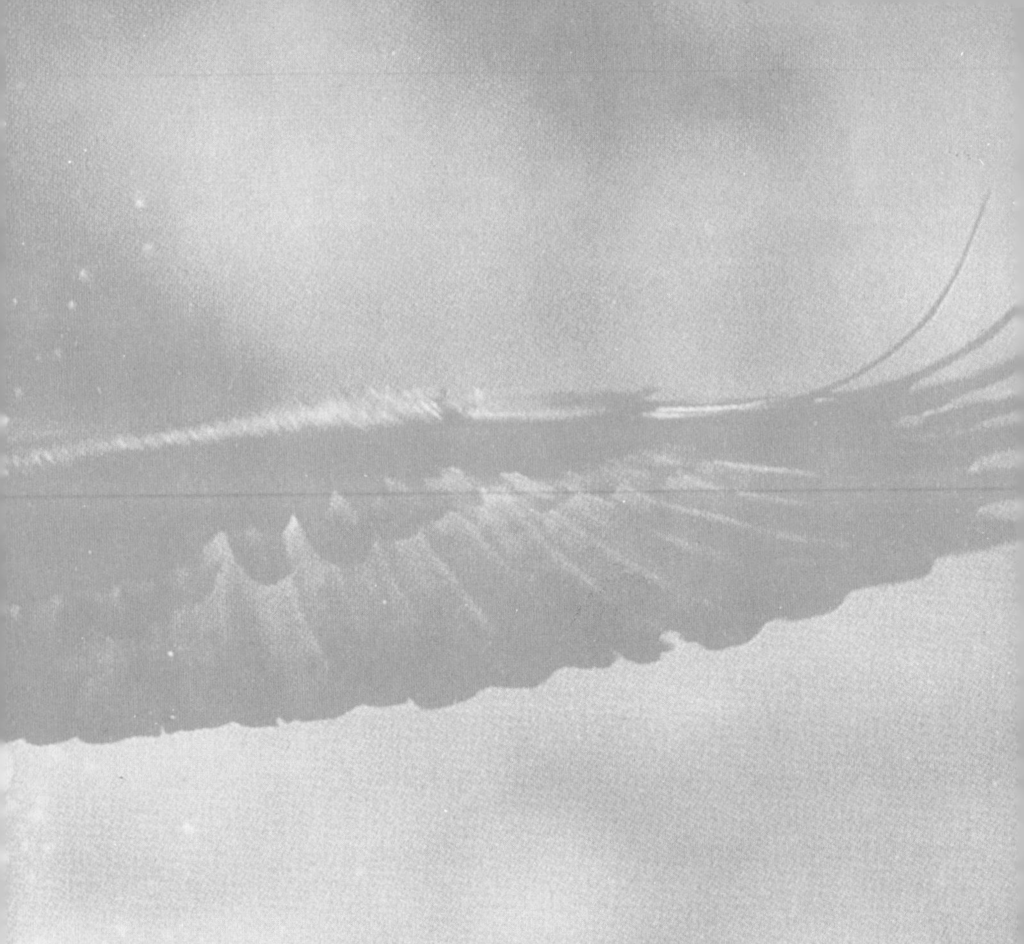

大展好書 好書大展

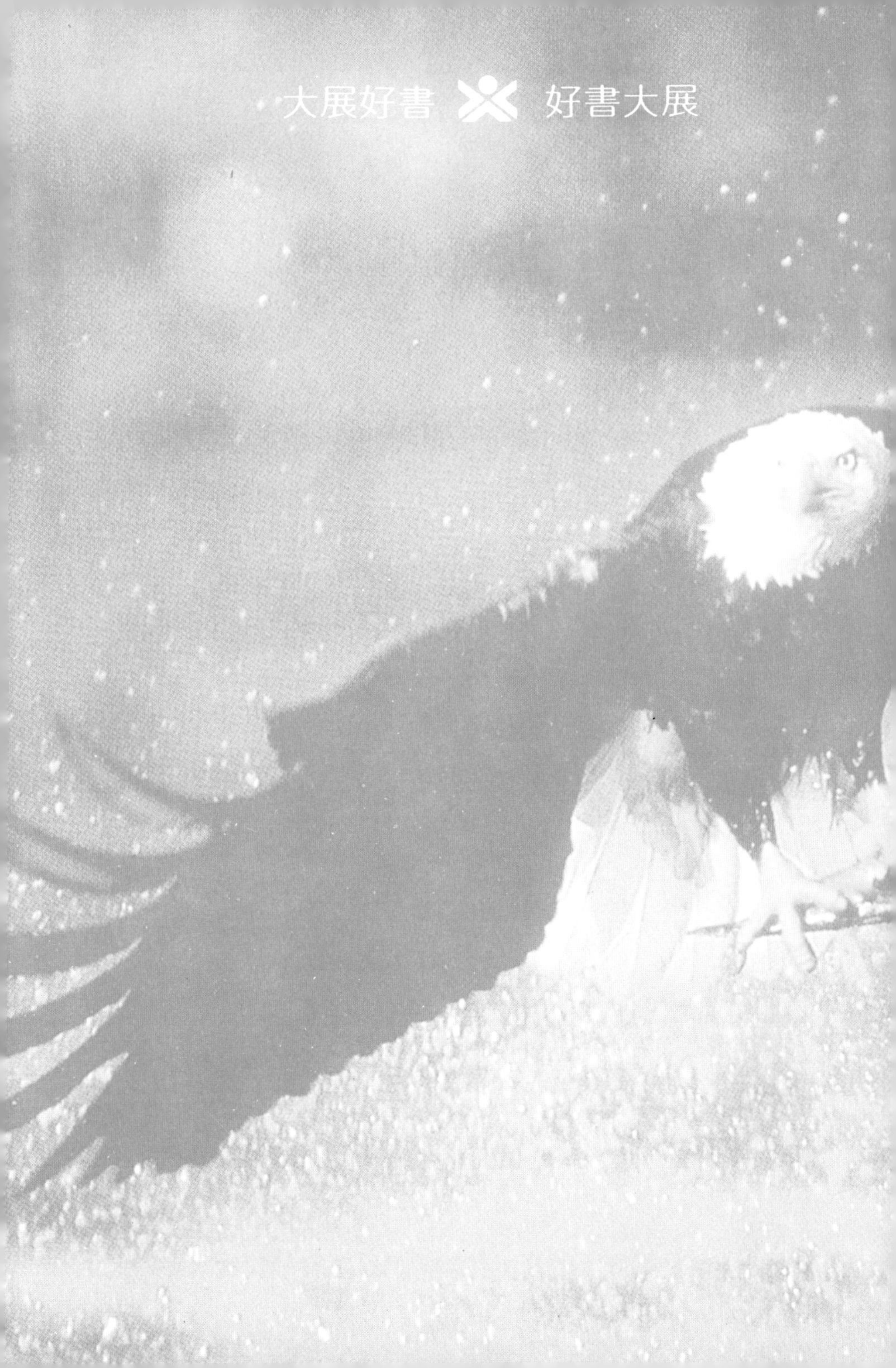
大展好書 好書大展